腸、いい感じ

あいさつ

自己紹介《じこしょうかい》

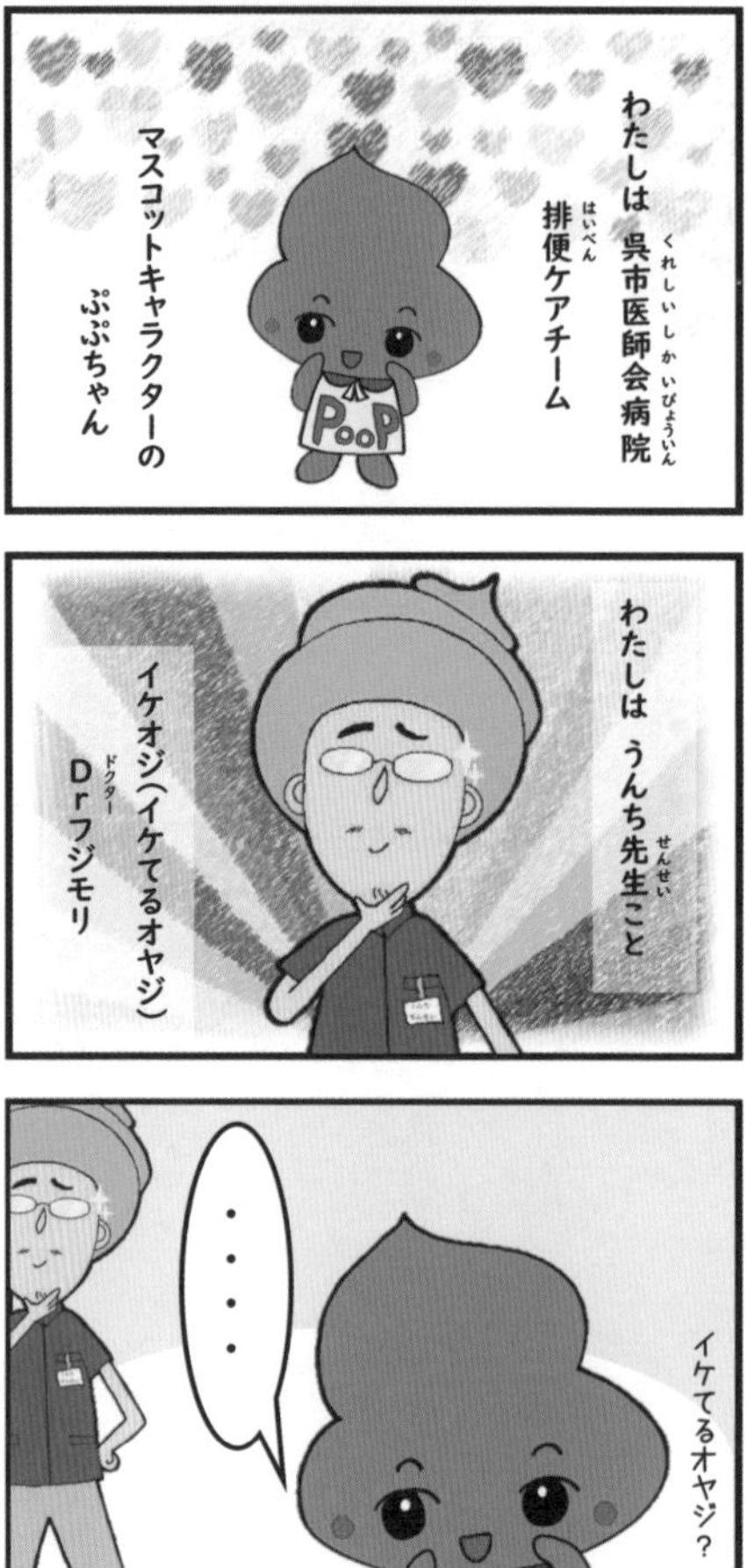
わたしは 呉市医師会病院《くれしいしかいびょういん》
排便《はいべん》ケアチーム
マスコットキャラクターの
ぷぷちゃん
PooP
わたしは うんち先生《せんせい》こと
イケオジ(イケてるオヤジ)
Dr《ドクター》フジモリ
・・・・
イケてるオヤジ?
うんち先生《せんせい》に
おなかとおしりの健康《けんこう》について
聞《き》いてみよう!
いーもん…
PooP

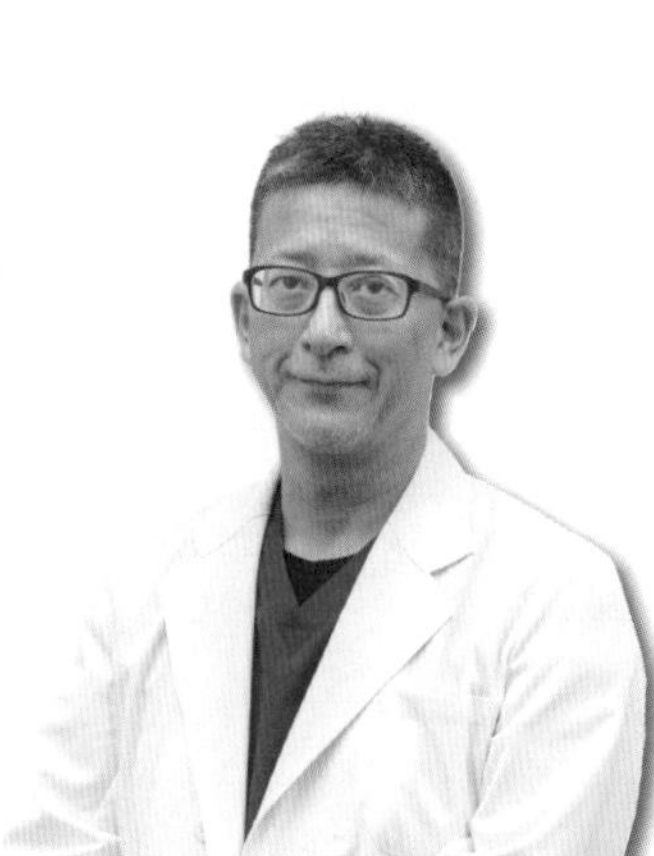

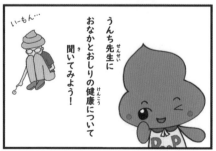

みなさん、こんにちは。うんち先生の藤森です。私は、肛門の病気を15年以上前から広島県呉市の呉市医師会病院で診ています。肛門の病気をもっている人は、うんちや排便が悪いことが多いです。そういった人は治療で1度は良くなっても、繰り返し悪くなって病院のリピーターになります。

病院のリピーターって嫌ですよね。自分も繰り返し受診されるのが嫌で、できることならみんな受診しなくても良くなってほしいです。うんちや排便を良くすることは、リピーターがでなくなることだけでなく健康に過ごすことにもつながります。

健康は、「病気でない」とか「弱っていない」ということではなく、肉体的にも精神的にも、そして社会的にもすべてが満たされた状態（Well-being）にあることをいい、大事なのは自身のQOL（Quality of life：生活の質）を良好に保つことです。

そしてQOLを保つためには、「食べること」「寝ること」が良いだけでなく「出すこと」つまり排泄（排尿・排便）も良いことが大事です。排便は、健康にとってもすごく大事なんです。

うんちや排便について話して思うのは、「正しいうんちや排便のことって知らない人が多いんだな」ということです。自分のうんちや排便が「良い」のか「悪い」のかを判断するには、正しいうんちを知らないといけないですよね。この本では、うんちや排便のことを4コママンガを通して分かりやすく理解できるようにしました。ぜひ皆さんも自分のうんちを理解してください。

チームPOOP代表　藤森 正彦

チームPOOP《プープ》

「すっきりと排便をしたい」「うんちに悩まない生活をしたい」と思いますよね。

でもうんちや排便が悪くてもなかなか他人には相談できません。

うんちや排便を整えるには、食事内容や睡眠、仕事、運動、認知機能、排便姿勢などいろいろなことを全体的に考えないといけません。

それを考えるには、ひとりの力では不十分なので2018年に排便ケアチーム「POOP」を立ち上げました。

医師、看護師、理学療法士、作業療法士、管理栄養士、薬剤師、放射線技師、検査技師、医療福祉連携室スタッフ、事務など多職種で集まり活動しています。取り組みについて説明しますね。

①看護師による「おしりの無料悩み相談」
②リハビリ科による排便姿勢の強化や体操、リーフレット作成や動画作成
③薬剤科による薬剤指導や相談
④管理栄養士による食事指導やレシピ作成
⑤放射線技師は排便造影など、特殊な検査の介助など

さらに市民公開セミナーの開催、老人会やサロン、児童館への出前講座、介護施設での講習会、小学校での便育、地域発刊誌のコラム掲載などの啓発活動をしています。子供から高齢まで、たとえ排泄を委ねるようになっても、その人に寄り添った排便ケアができる地域であるように、また良い排便で良い人生を過ごせるよういうに、院内にとどまらない活動を今後も行っていきます。

POOPの紹介《しょうかい》♪

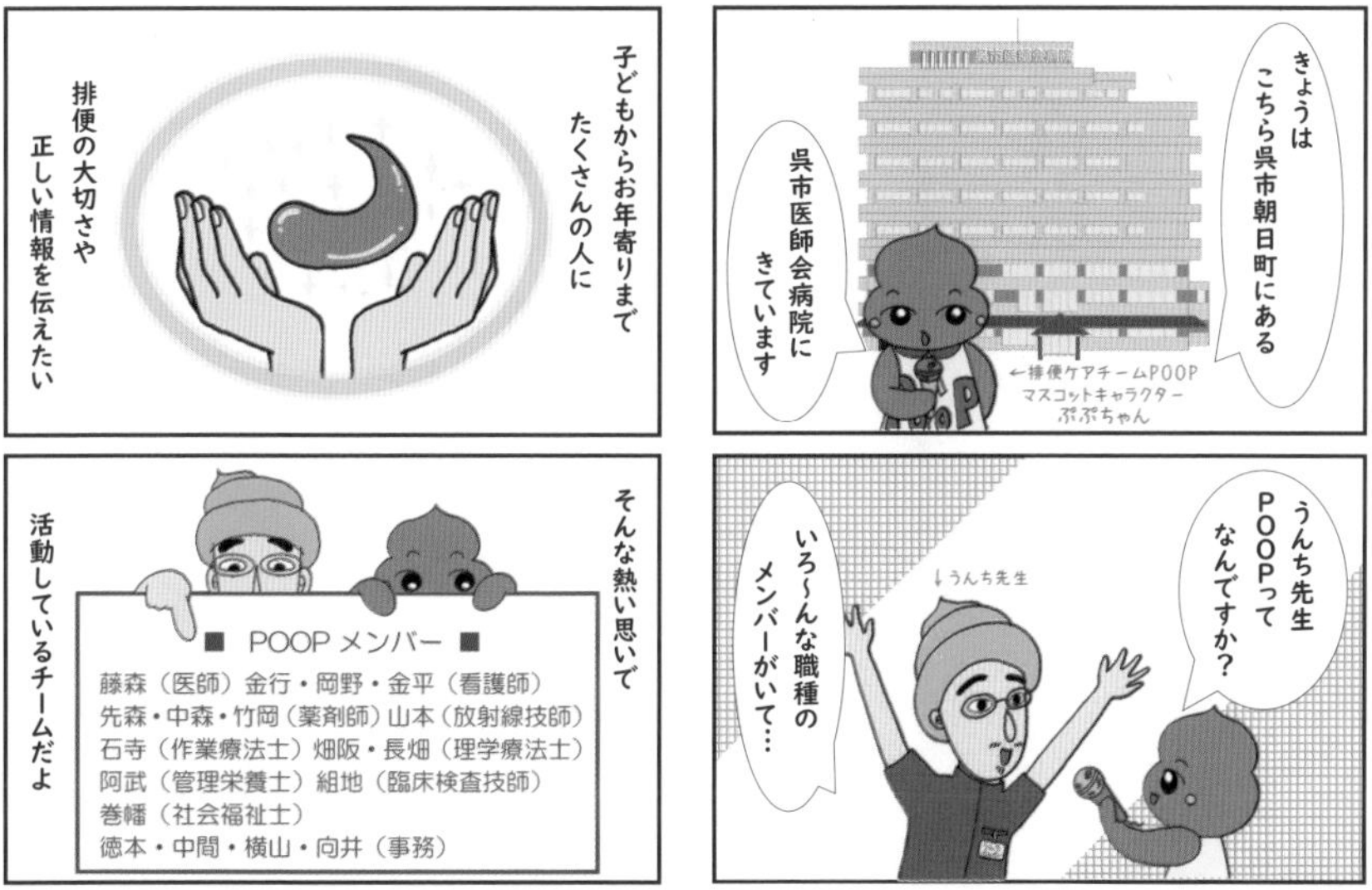
きょうは こちら呉市朝日町にある
呉市医師会病院に きています
←排便ケアチームPOOP マスコットキャラクター ぷぷちゃん
子どもからお年寄りまで たくさんの人に
排便の大切さや 正しい情報を伝えたい
うんち先生 POOPって なんですか？
↓うんち先生
いろ〜んな職種の メンバーがいて…
そんな熱い思いで
■ POOPメンバー ■
藤森（医師）金行・岡野・金平（看護師）
先森・中森・竹岡（薬剤師）山本（放射線技師）
石寺（作業療法士）畑阪・長畑（理学療法士）
阿武（管理栄養士）組地（臨床検査技師）
巻幡（社会福祉士）
徳本・中間・横山・向井（事務）
活動しているチームだよ

もくじ

第３章
正しいうんち

第４章
いいうんちをするために

第5章
悪いうんちの状態

第6章
排便習慣が悪くなるとかかる病気

うんちへの道のり

うんちへの道《みち》のり

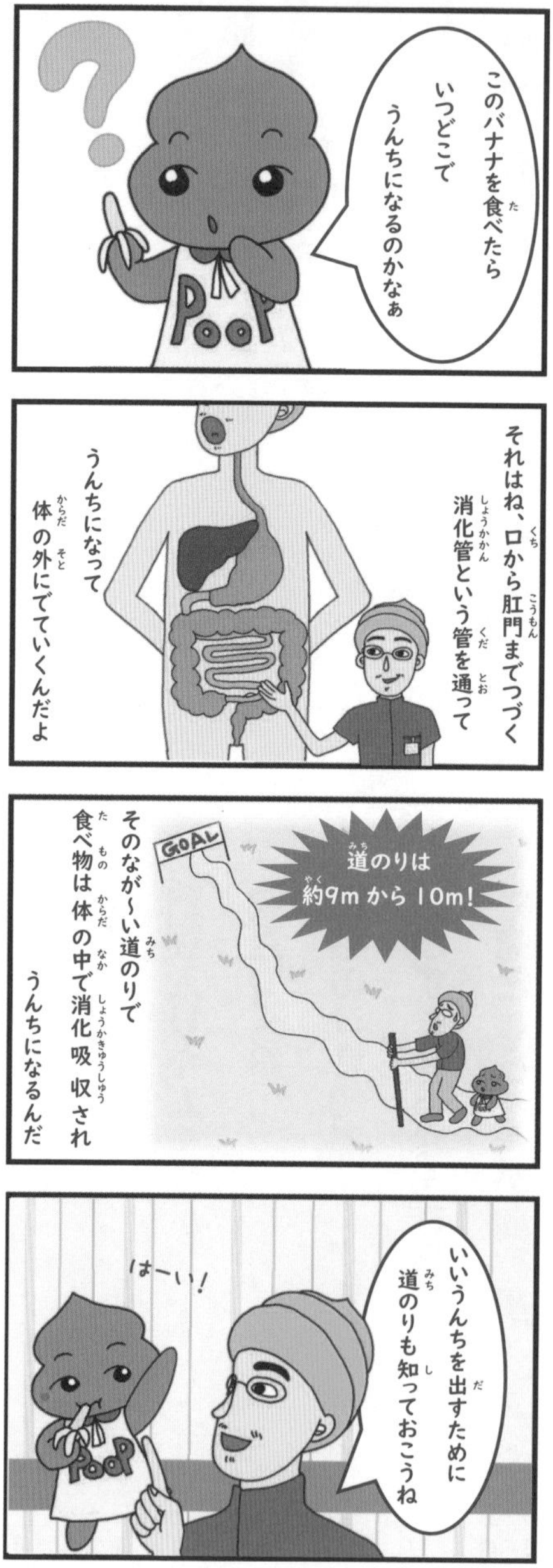
このバナナを食《た》べたら
いつどこで
うんちになるのかなぁ
POOP
それはね、口《くち》から肛門《こうもん》までつづく
消化管《しょうかかん》という管《くだ》を通《とお》って
うんちになって
体《からだ》の外《そと》にでていくんだよ
道《みち》のりは
約《やく》9m から 10m!
GOAL
そのなが〜い道《みち》のりで
食《た》べ物《もの》は体《からだ》の中《なか》で消化吸収《しょうかきゅうしゅう》され
うんちになるんだ
いいうんちを出《だ》すために
道《みち》のりも知《し》っておこうね
はーい!
POOP

食事・睡眠・排泄はとても大事

人間が生きていくためには何が大事か分かりますか？　1日の生活を振り返ってみましょう。しっかり食べること、しっかり寝ること、そして忘れてはいけないことが、うんちがスムーズにでることです。

食事や睡眠だけでなく排泄も生きていくためにとっても重要です。排泄には、おしっこを出す排尿とうんちを出す排便があります。これから排便について考えていきましょう。

うんちとは何か

いい排便を考えるのであれば、まずうんちとは何かを知る必要があります。食べたものが身体の中でどのように便となり、その便がどのように身体から排出されるのか、うんちの中身は何なのかをみなさんも一緒に学びましょう。それを知ることがいい排便につながっていきます。

では、食べたものがどのようにうんちになっていくか、その道のりを辿りましょう。

消化管

食べたものは消化管を通ってうんちになります。何となく分かっている人も多いと思いますが、消化管とは一般的に口から肛門まで続く1本の管のことを指します。

その道のりを詳しく見てみると、口から食道・胃・小腸（十二指腸・空腸・回腸）そして大腸（盲腸・上行結腸・横行結腸・下行結腸・S状結腸・直腸）から肛門にわたり、個人差はありますが、その長さはなんと約9～10mにもなります。

自分の身長の何倍にもなる道のりを、食べたものは1～2日かけて旅をするのです。そして最後はうんちとなり肛門から出て、食べたものの長い旅が終わります。

うんちになるまでの行程をもう少し詳しく15ページから解説していきます。

●宿便なんてものはない!!

みなさん、宿便という言葉をよく耳にしませんか。健康サプリなどで「宿便を出してスッキリ」というような広告を見かけることがあります。

宿便とは腸の中に古いうんちが溜まっているというように言われていますが、本当に古いうんちが腸の壁などにこびりついて残ったりするものでしょうか?

●腸は空っぽにならない!!

もともとうんちを出して空っぽになるのは直腸の中に溜まったうんちだけです。

確かにうんちの状態が悪かったり、うんちを出す身体の機能が低下したりすると直腸の中にうんちが残ります。

しかし、残ったうんちも直腸に残り続けたりはせず、次の時にうんちとして身体から出ていきます。

毎日ちゃんと食事をしていれば腸の中は空っぽになりませんし、普通にうんちが出ていれば古いうんちが腸に残って溜まってしまうようなこともありません。

便秘であっても古いうんちが溜まっているわけではなく、次にでるべきうんちがちゃんと出ていない状態です。

大量の下剤で空っぽに

大腸カメラの検査の時は、腸の中にうんちが残っていたら腸の観察がきちんとできません。だから腸の状態を確認するために多量の下剤を飲んで腸の中を空っぽにします。

検査が無事に終わった後、ちゃんとしたうんちがでるまでに1~2日間ぐらいかかります。

それは便が下剤で無理やり出てしまい、腸が空っぽになってしまったからです。普段からお腹の中には1~2日分くらいの食べたものがうんちになるために存在しているのです。

普通に生活していれば腸が空っぽになることはありませんので、便が出たら腸が空っぽになっているものだと間違えないようにしましょう。

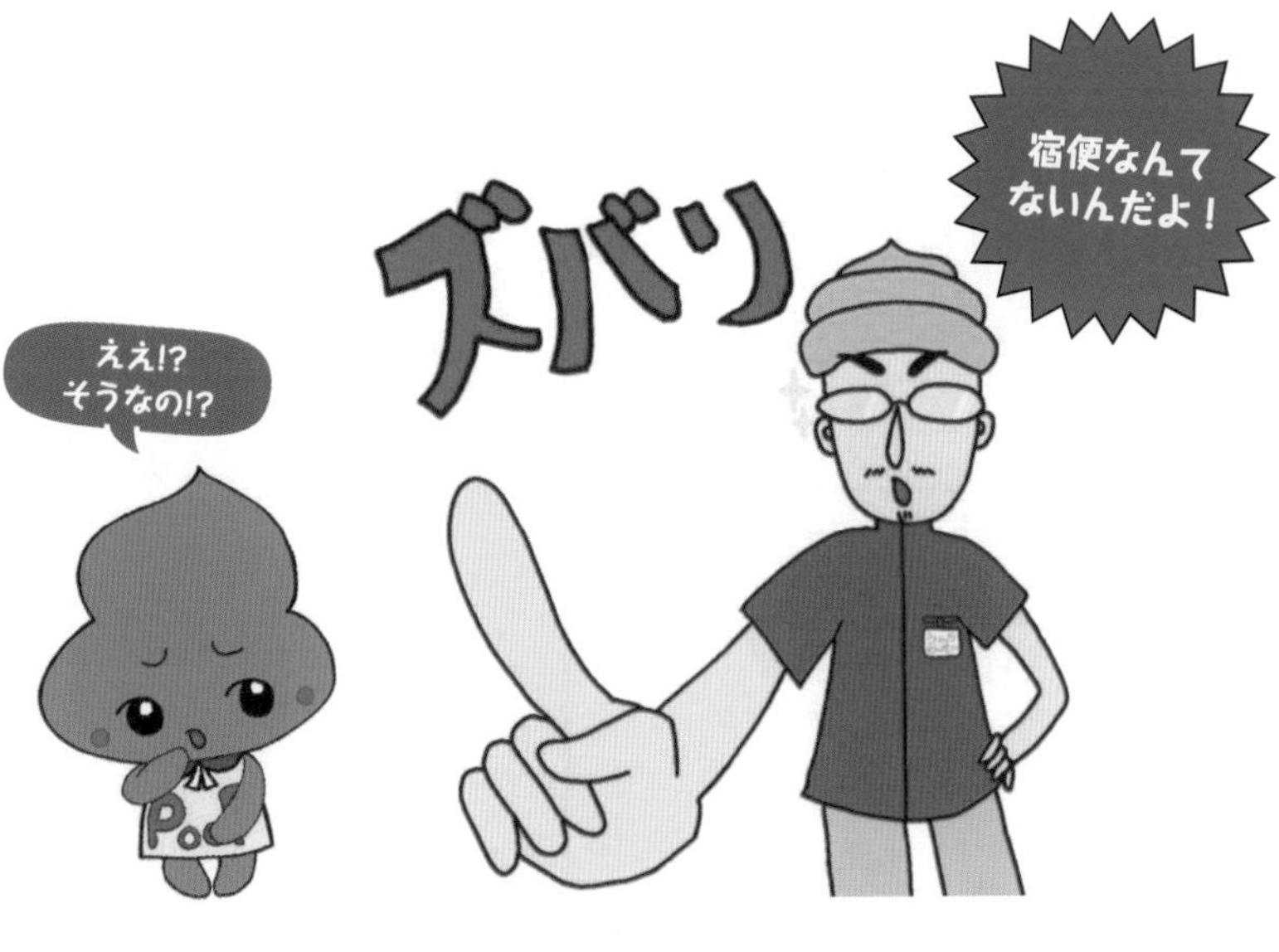
宿便なんてないんだよ！
ズバリ
ええ!? そうなの!?

ゆっくりよく噛むことはとっても大事です。

ゆっくりよく噛《か》もう!

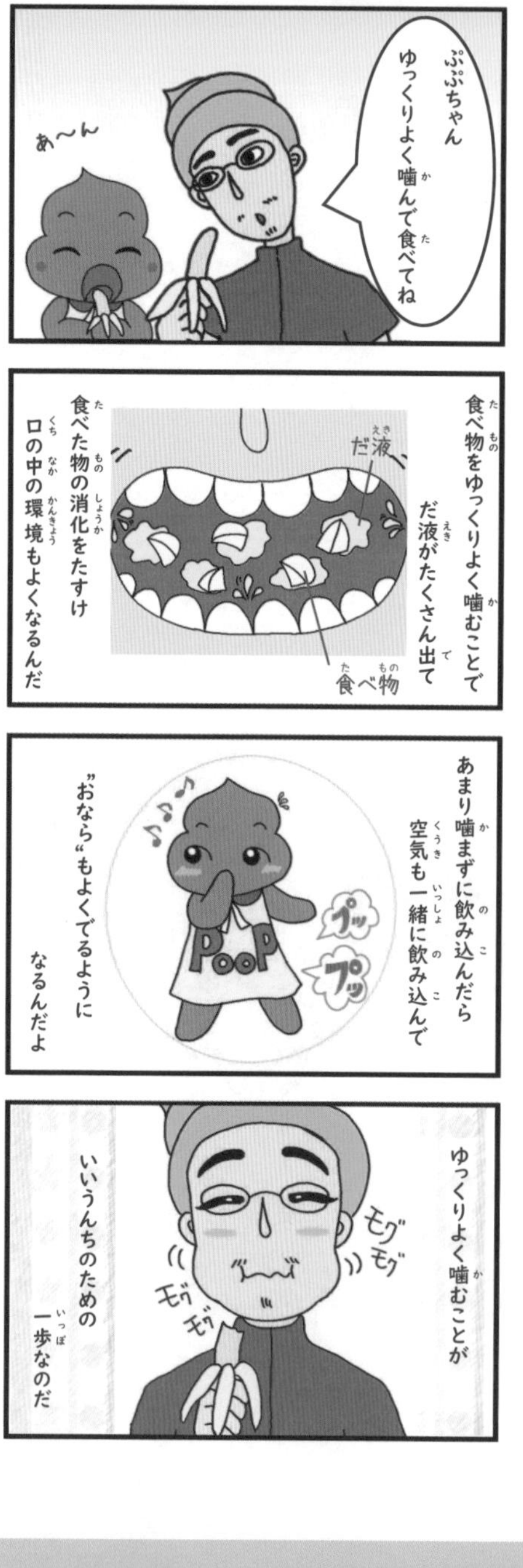
ぷぷちゃん
ゆっくりよく噛《か》んで食《た》べてね
あ〜ん
食《た》べ物《もの》をゆっくりよく噛《か》むことで
だ液《えき》がたくさん出《で》て
食《た》べた物《もの》の消化《しょうか》をたすけ
口《くち》の中《なか》の環境《かんきょう》もよくなるんだ
だ液《えき》
食《た》べ物《もの》
あまり噛《か》まずに飲《の》み込《こ》んだら
空気《くうき》も一緒《いっしょ》に飲《の》み込《こ》んで
”おなら“もよくでるように
なるんだよ
プッ
プッ
PooP
ゆっくりよく噛《か》むことが
いいうんちのための
一歩《いっぽ》なのだ
モグモグ
モグモグ

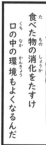

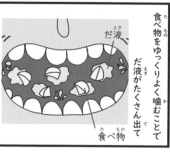

食べたものはまず「口」の中で噛み砕かれ、唾液と混ざり合います。その後「食道」を通って「胃」に運ばれます。「ゆっくりよく噛む」ことで唾液はたくさん分泌されます。こうして口の中はきれいになり、**病気にも強くなります。さらにボケ防止やストレス解消の効果もあるんです。**逆によく噛まなかったらどうなるでしょう。唾液が十分でないだけでなく、一緒に空気をたくさん飲み込んでしまい、**おならが多くなってしまいます。おならが多いと思っている人はゆっくりよく噛んでみましょう。**

このように「ゆっくりよく噛む」ことはとっても身体にいいことなのです。

●唾液の役割

唾液とは唾液腺から口の中にでる液体で、食べたものを消化する役割だけでなく、バイ菌が入るのを防いだり傷から口の中を守ったりします。唾液をしっかり出すことで虫歯や歯周病、口臭などの悩みからも開放されます。

実際、唾液の中にあるβーアミラーゼという酵素により、噛み砕かれた食べもののでんぷんを分解し、食べかすやプラーク（歯垢）を洗い流します。口の中の細菌増殖を抑え体の中に細菌が入って来ないようにする抗菌作用、口の中を中性に保ち虫歯菌により溶かされた歯の表面を修復して虫歯を防ぎます。それ以外にも口の中の水分を調整する水分平衡、粘膜を守ったり治す粘膜保護・修復など様々な作用があると言われています。

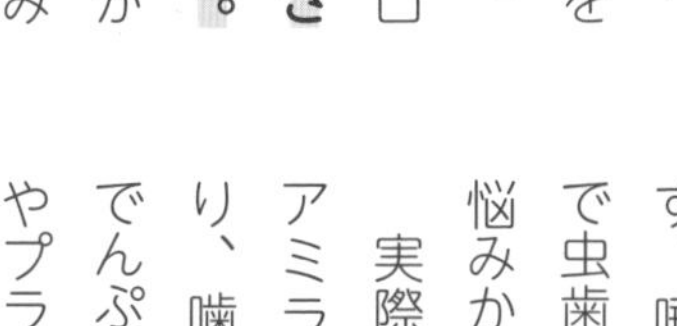

唾液は1日に大体1～1.5Lが分泌され、年齢とともに少なくなってきます。しっかりゆっくり噛むだけでなく、**舌をしっかり動かしたり唾液腺をマッサージすることも効果的ですよ。**

食《た》べたものは胃《い》の中《なか》でドロドロに

胃《い》のはたらき

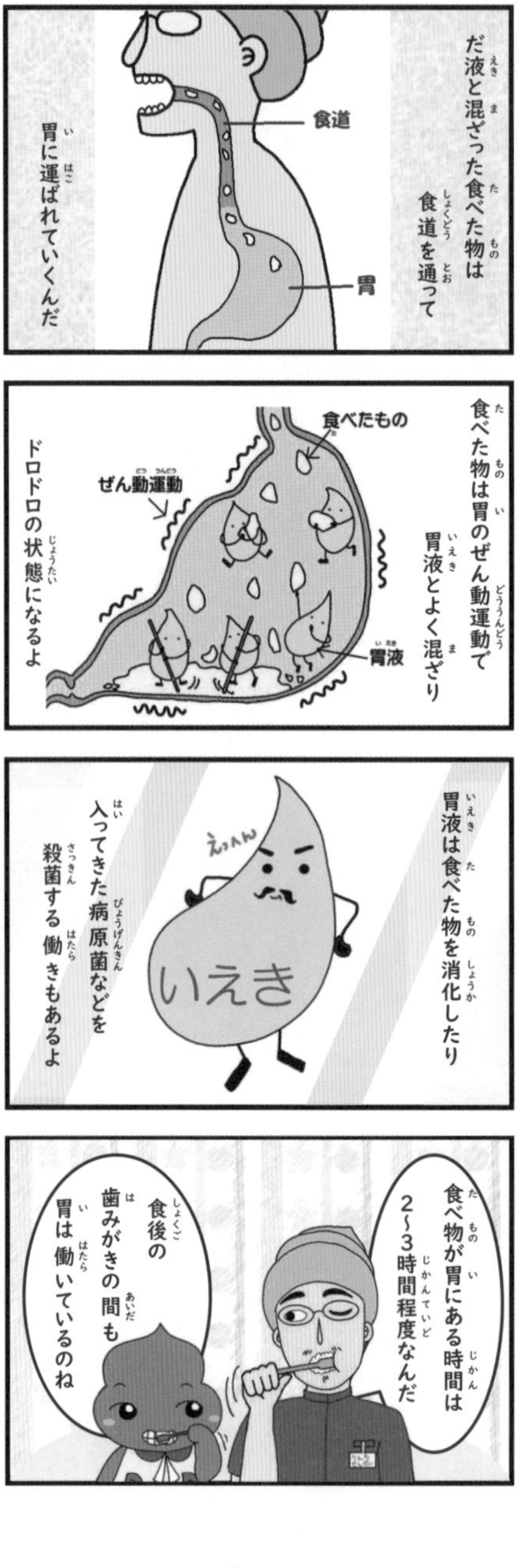

だ液《えき》と混《ま》ざった食《た》べた物《もの》は
食道《しょくどう》を通《とお》って
食道
胃
胃《い》に運《はこ》ばれていくんだ
食《た》べた物《もの》は胃《い》のぜん動運動《どううんどう》で
胃液《いえき》とよく混《ま》ざり
食《た》べたもの
ぜん動運動《どううんどう》
胃液《いえき》
ドロドロの状態《じょうたい》になるよ
胃液《いえき》は食《た》べた物《もの》を消化《しょうか》したり
えっへん
いえき
入《はい》ってきた病原菌《びょうげんきん》などを
殺菌《さっきん》する 働《はたら》きもあるよ
食《た》べ物《もの》が胃《い》にある時間《じかん》は
2〜3時間程度《じかんていど》なんだ
食後《しょくご》の
歯《は》みがきの間《あいだ》も
胃《い》は 働《はたら》いているのね

食べたものは「胃」の中に貯められます。貯まった食べものは胃液と混ざり、ドロドロの状態になります。食べたものが胃に滞在する時間は2〜3時間程度ですが、お米や麺類などの炭水化物、豆腐や納豆などの大豆製品や魚介類などの消化しやすい物は短く、脂肪が多い肉やてんぷら、海藻や根菜類のように食物繊維が多い物など消化しにくい物は4〜5時間程度かかります。胃で消化された食べたものは次の「十二指腸」にゆっくりと送られます。

●胃液とヘリコバクター・ピロリ菌

胃液は1回の食事で0.5〜0.7Lほど分泌され、1日で1.5〜2.5Lも分泌されます。その胃液には塩酸、粘液とペプシノーゲンが含まれ食べたものを消化します。それだけでなく、**熱い物を冷ますなど食べたものの温度調節の働きや病原菌などを殺菌する働きもあります。**胃炎を起こし胃がんの原因にもなるヘリコバクター・ピロリ菌は、ウレアーゼという酵素を出して自分の周りにアルカリ性のアンモニアを作ることで胃酸を中和して、胃の中でも生きることができるのです。**ヘリコバクター・ピロリ菌が増殖するとアンモニアにより直接粘膜が傷ついたり、胃を守ろうと自身の免疫が働いたりすることで胃の粘膜に炎症が起こります。**胃炎が長くなる（慢性胃炎）と胃の粘膜が萎縮（萎縮性胃炎）してしまい、胃液の分泌が少なくなり食べたものが消化されにくくなります。それだけでなくがんができることもあります。ヘリコバクター・ピロリ菌を指摘されたら病院で除菌療法を受けましょう。

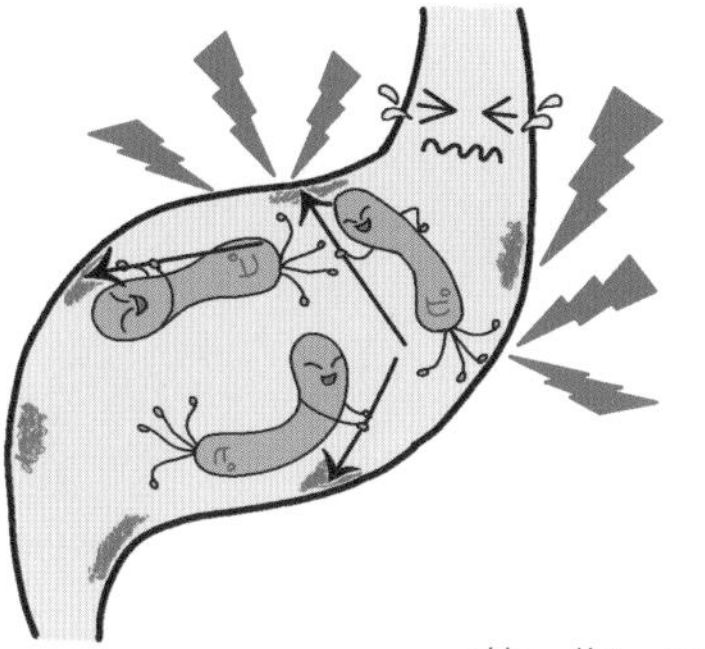

栄養は小腸で吸収されます

栄養《えいよう》は小腸《しょうちょう》で吸収《きゅうしゅう》!

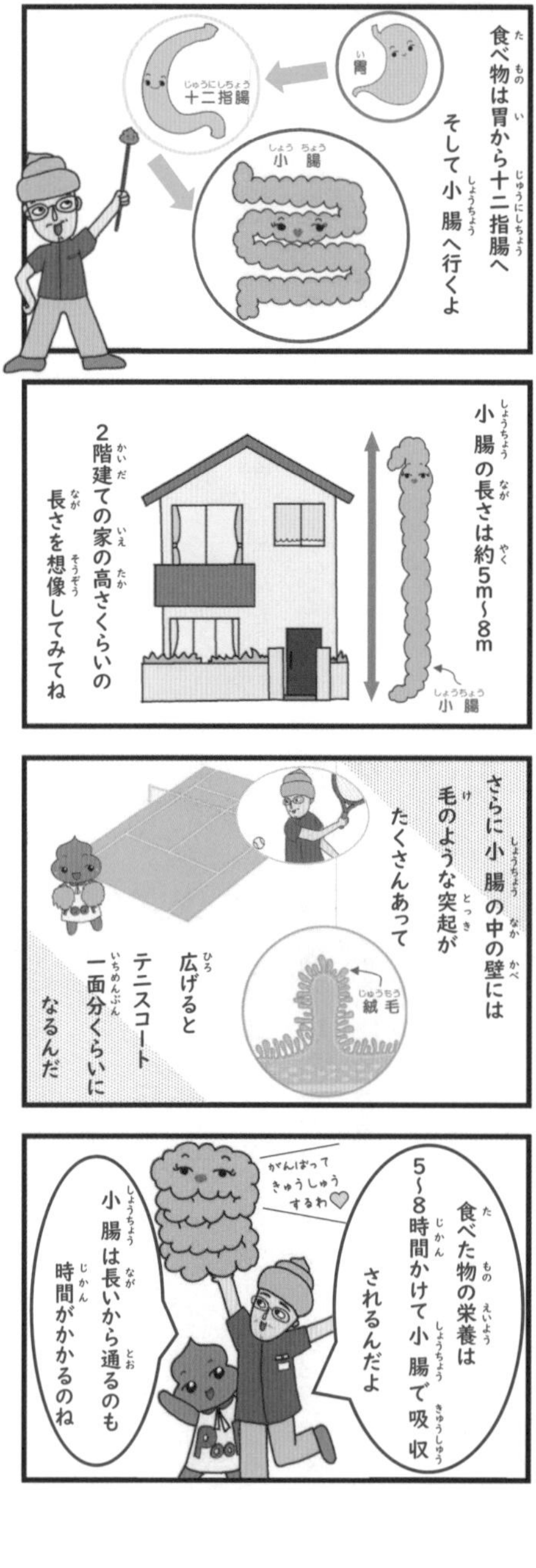
食《た》べ物《もの》は胃《い》から十二指腸《じゅうにしちょう》へ
そして小腸《しょうちょう》へ行くよ
胃《い》
十二指腸《じゅうにしちょう》
小腸《しょうちょう》
小腸《しょうちょう》の長《なが》さは約《やく》5m〜8m
2階建《かいだ》ての家《いえ》の高《たか》さくらいの
長《なが》さを想像《そうぞう》してみてね
小腸《しょうちょう》
さらに小腸《しょうちょう》の中《なか》の壁《かべ》には
毛《け》のような突起《とっき》が
たくさんあって
広《ひろ》げると
テニスコート
一面分《いちめんぶん》くらいに
なるんだ
絨毛《じゅうもう》
食《た》べ物《もの》の栄養《えいよう》は
5〜8時間《じかん》かけて小腸《しょうちょう》で吸収《きゅうしゅう》
されるんだよ
がんばって
きゅうしゅう
するわ♡
小腸《しょうちょう》は長《なが》いから通《とお》るのも
時間《じかん》がかかるのね

小腸は全体で約5～8mの長さがあり、通過するのに約5～8時間かかります。その時間を利用して胃から送られてきた食べたものが消化され、その量は**1日約9Lにもなります。**その多量な腸液から、ほとんどの栄養と約7Lの水分が小腸で吸収されます。**小腸は人のエネルギーを獲得するためにとっても大切な臓器であり、消化と吸収を一手に担っています。**そして約2Lの残った水分と食物繊維など小腸で吸収されなかった食べたもののカスが大腸に送られていきます。

●小腸における消化と吸収

小腸は「十二指腸」、「空腸」そして「回腸」から構成されます。食べたものが十二指腸に入ると膵液《すいえき》と胆汁が出て食べものと混ざり合います。膵液は膵臓《すいぞう》で作られ1日500～800ml程度分泌されます。膵液の中にはアミラーゼ、トリプシンやリパーゼなどといった消化酵素が含まれており、アミラーゼは「糖質」を、トリプシンは「タンパク質」を、リパーゼは「脂肪」をそれぞれ消化します。一方胆汁は肝臓で1日約1000ml作られます。胆汁の中には主に胆汁酸と胆汁色素（ビリルビン）が含まれており、胆汁酸は脂肪に反応し膵液の一部であるリパーゼの働きを助けます。ビリルビンは小腸で一部再吸収されますが、残りは便と一緒に排出されます。便の色が茶色になるのは胆汁によるものであり、**いろいろな病気で胆汁が出ないと便は白くなります。**さらに小腸の中の壁には大腸よりも細かいひだ（ケルクリングひだ）や絨毛《じゅうもう》という毛のような小さな突起があり、広げると表面積はテニスコート1面分（約32㎡）にもなります。これにより効率的に多くの栄養などを吸収することができるのです。

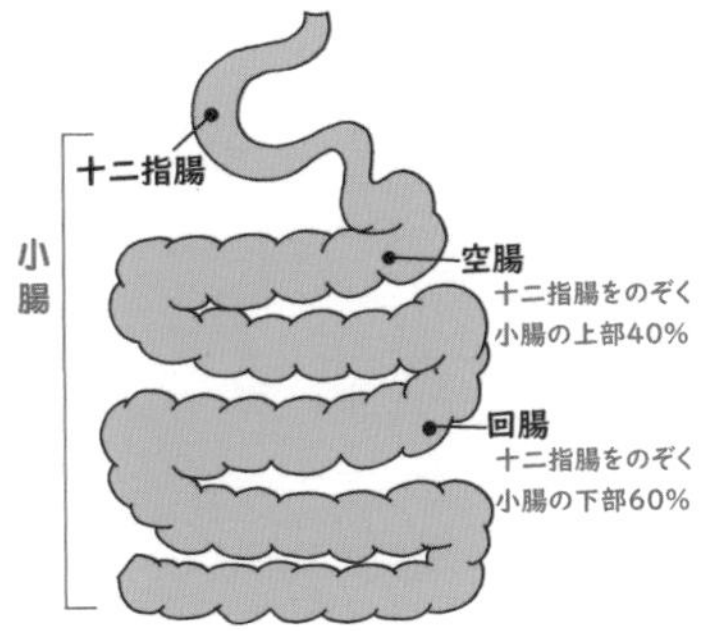
十二指腸
小腸
空腸
十二指腸をのぞく
小腸の上部40%
回腸
十二指腸をのぞく
小腸の下部60%

大腸の役目とうんちができるまで

大腸《だいちょう》を紹介《しょうかい》するよ

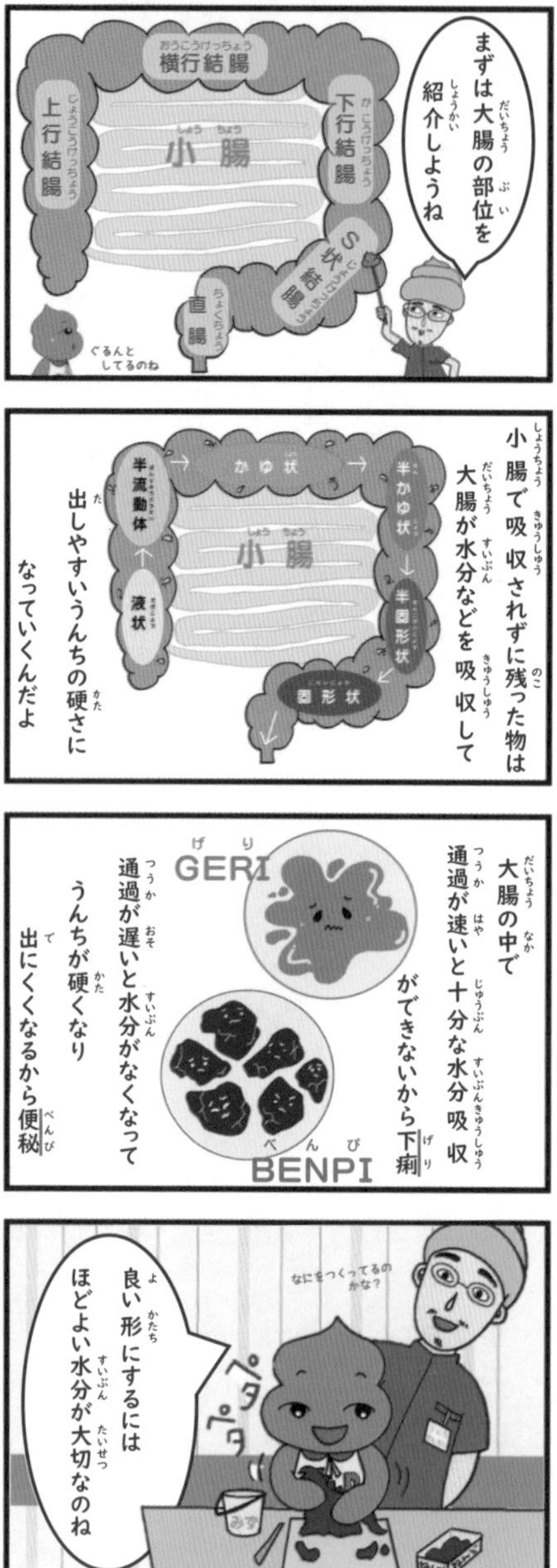
まずは大腸《だいちょう》の部位《ぶい》を紹介《しょうかい》しようね
横行結腸《おうこうけっちょう》
上行結腸《じょうこうけっちょう》
下行結腸《かこうけっちょう》
小腸《しょうちょう》
S状結腸
直腸《ちょくちょう》
ぐるんと してるのね
小腸《しょうちょう》で吸収《きゅうしゅう》されずに残《のこ》った物は
大腸《だいちょう》が水分《すいぶん》などを吸収《きゅうしゅう》して
出《た》しやすいうんちの硬《かた》さに
なっていくんだよ
かゆ状
半かゆ状
半固形状
固形状
液状
半流動体
小腸《しょうちょう》
大腸《だいちょう》の中《なか》で
通過《つうか》が速《はや》いと十分《じゅうぶん》な水分吸収《すいぶんきゅうしゅう》
ができないから下痢《げり》
GERI《げり》
通過《つうか》が遅《おそ》いと水分《すいぶん》がなくなって
うんちが硬《かた》くなり
出《で》にくくなるから便秘《べんぴ》
BENPI《べんぴ》
なにをつくってるのかな?
良《よ》い形《かたち》にするには
ほどよい水分《すいぶん》が大切《たいせつ》なのね
ペタ
ペタ

大腸は約1.5～2mの長さがあり、約15～20時間かけて小腸で消化・吸収されずに残ったものや水分を肛門に運んでいきます。その間に食物繊維などが腸内細菌により発酵し、水分やミネラル（ナトリウムなど塩類）が吸収され徐々にうんちが作られます。できたうんちは肛門の近くに溜まるのではなく、S状結腸という直腸よりも手前に溜まります。溜まったうんちは、食べものが胃の中に入ると起きる大きな腸の運動（大蠕動）によってS状結腸から直腸に送られます。

*用語解説：大蠕動《だいぜんどう》

1日1～3回起こる胃結腸反射ともいわれる強い腸の動きのことであり、食べものを食べることで起こる反射です。**寝ている間も腸は良く動いており、大蠕動は朝食後が特に強いことが知られています。朝にうんちを出すためには、しっかり寝て朝しっかりと食事を摂ることが大事なんですね。**

●大腸の分類

大腸は、盲腸、結腸（上行・横行・下行・S状）と直腸に分けられます。**盲腸は退化した器官とされ特別な働きはありません**が、虫垂という小指くらいの袋がついています。これに炎症が起きたのが急性虫垂炎（一般的に以前は急性虫垂炎のことを盲腸と言ったりしていましたね）です。

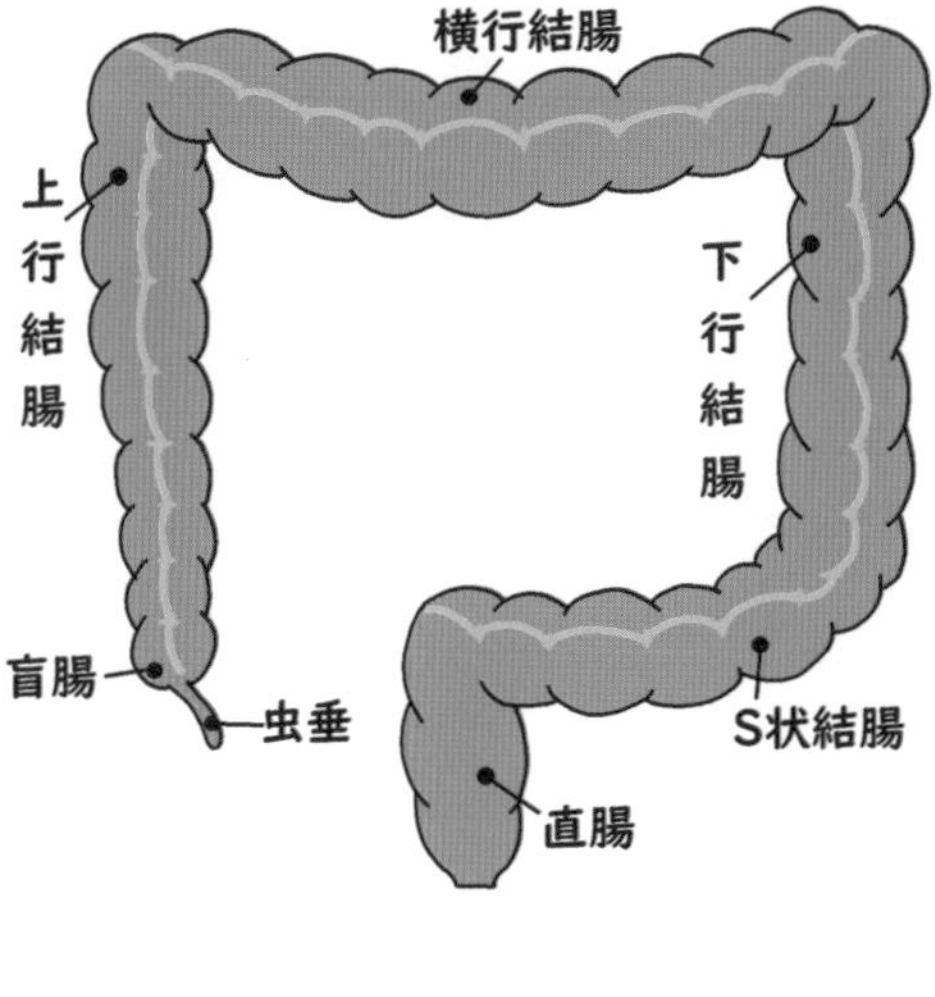
横行結腸
上行結腸
下行結腸
盲腸
虫垂
S状結腸
直腸

うんちがしたい!?

うんちがしたい!?

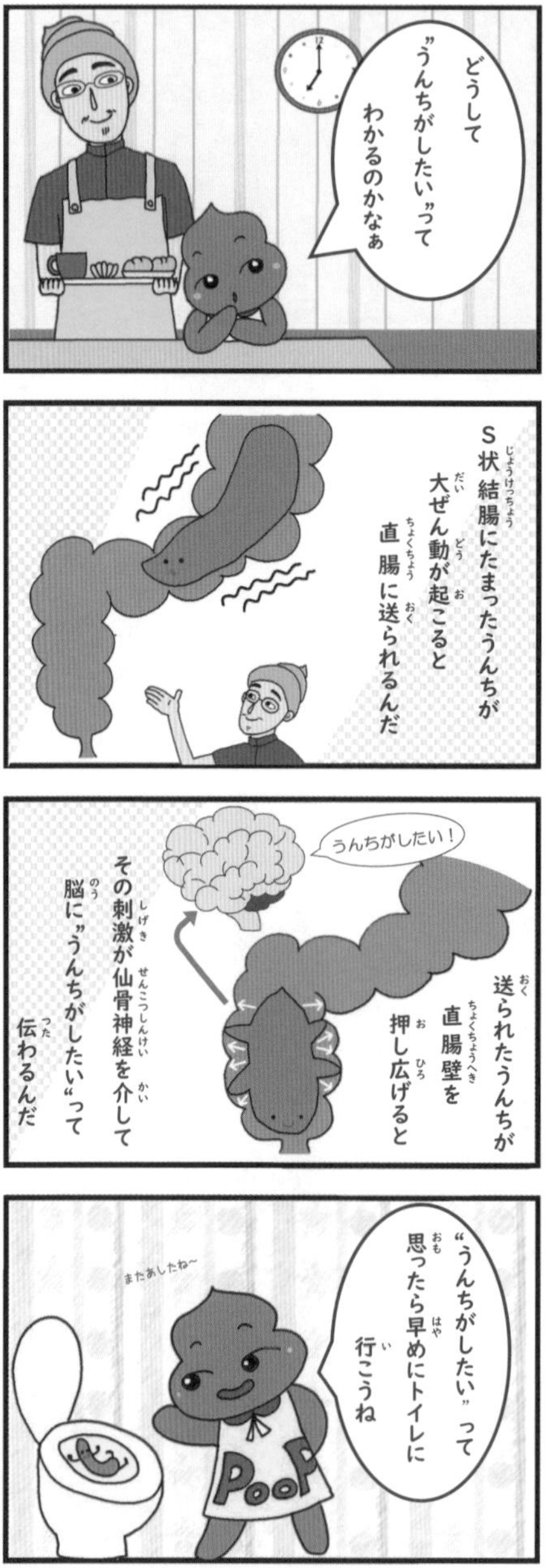

どうして
"うんちがしたい"って
わかるのかなぁ
S状結腸《じょうけっちょう》にたまったうんちが
大《だい》ぜん動《どう》が起《お》こると
直腸《ちょくちょう》に送《おく》られるんだ
送《おく》られたうんちが
直腸壁《ちょくちょうへき》を
押《お》し広《ひろ》げると
その刺激《しげき》が仙骨神経《せんこつしんけい》を介《かい》して
脳《のう》に"うんちがしたい"って
伝《つた》わるんだ
うんちがしたい！
"うんちがしたい"って
思《おも》ったら早《はや》めにトイレに
行《い》こうね
またあしたね〜
PooP

●便意発生

正常であれば便意を感じていない時には、直腸にうんちは無くからっぽです。S状結腸より送られてきたうんちが直腸を押し広げると、直腸から脳に「うんちが溜まっている」という信号が出ます。その信号は骨盤にある仙骨神経を通って脳に伝わり「うんちが出そう」と便意が発生します。便意が起こると外肛門括約筋が一時的に収縮します。その後内肛門括約筋が緩み、うんちは肛門付近にやってきます。出口の近くには、溜まっているものが固形便なのか液状便なのか、またはガスなのかを区別することができる知覚があります（サンプリング機能）。

便意が起こると反応性に直腸自体も収縮することで便がでる準備が完了です。そしてトイレに行ってうんちを出すのです。こうして食べたものの旅は終わります。このように便意が起こってうんちを出すまでいろいろと身体が働いているんですよ。

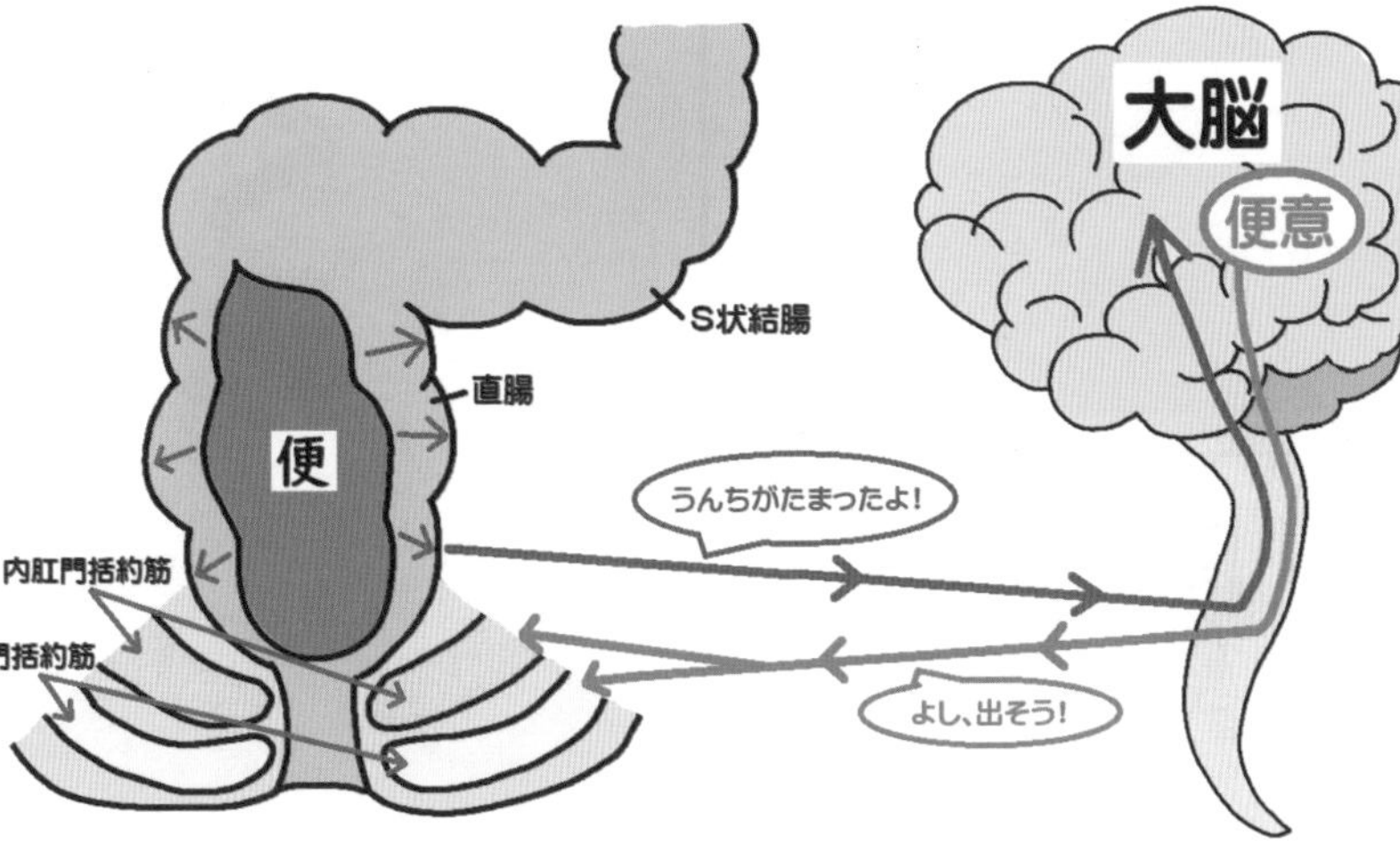
大脳
便意
S状結腸
直腸
便
うんちがたまったよ!
内肛門括約筋
外肛門括約筋
よし、出そう!

うんちがでるしくみ

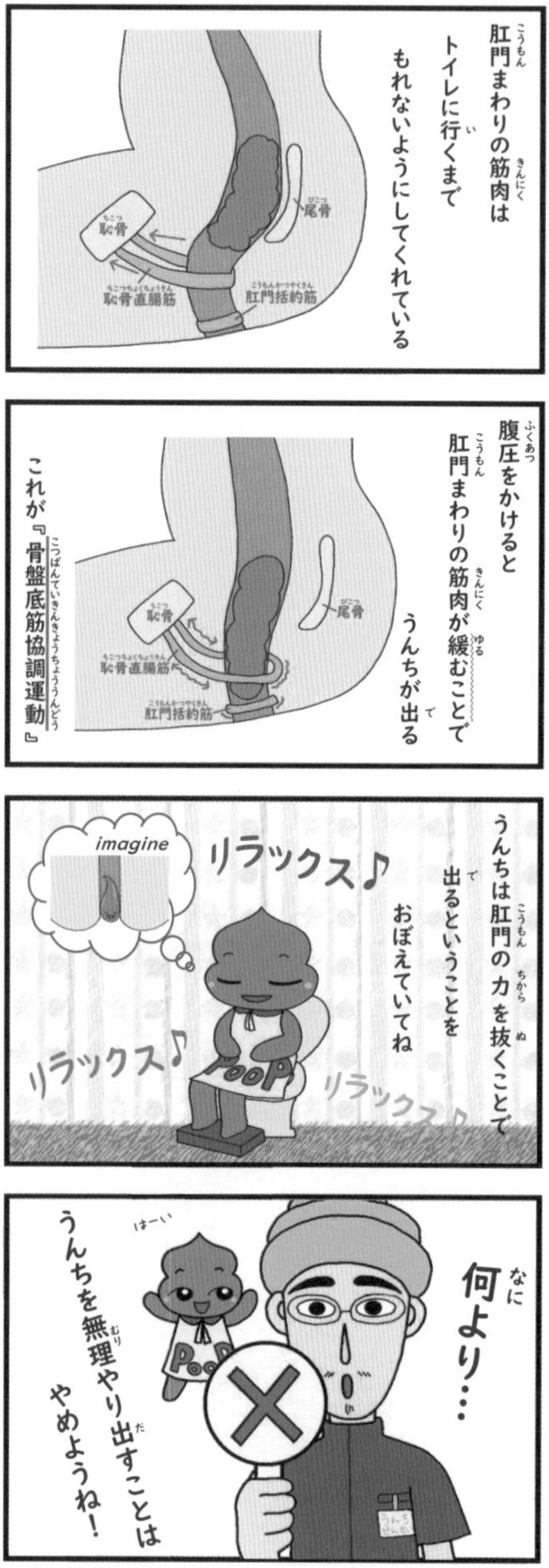
肛門《こうもん》まわりの筋肉《きんにく》は
トイレに行《い》くまで
もれないようにしてくれている
恥骨《ちこつ》
尾骨《びこつ》
恥骨直腸筋《ちこつちょくちょうきん》
肛門括約筋《こうもんかつやくきん》
腹圧《ふくあつ》をかけると
肛門《こうもん》まわりの筋肉《きんにく》が緩《ゆる》むことで
うんちが出《で》る
これが『骨盤底筋協調運動《こつばんていきんきょうちょううんどう》』
恥骨《ちこつ》
尾骨《びこつ》
恥骨直腸筋《ちこつちょくちょうきん》
肛門括約筋《こうもんかつやくきん》
うんちは肛門《こうもん》の力《ちから》を抜《ぬ》くことで
出《で》るということを
おぼえていてね
imagine
リラックス♪
リラックス♪
リラックス♪
PooP
何《なに》より…
はーい
うんちを無理《むり》やり出《だ》すことは
やめようね!

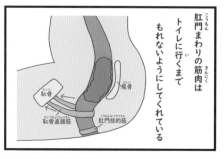

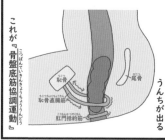

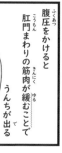

うんちがでるしくみ

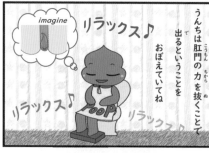

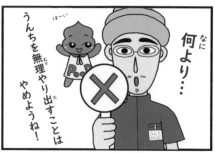

排便する時、肛門はどうなっているのか

食べたものがうんちとなり、そのうんちがでるところが肛門です。肛門の構造を見ていきましょう。

肛門の筋肉として輪状に存在する内肛門括約筋と外肛門括約筋、そして肛門挙筋《こうもんきょきん》の一つである恥骨直腸筋というものがあります。「内肛門括約筋」は意識しないままに肛門が締まったり緩んだりする筋肉です。専門的には、自律神経支配・不随意筋（自分ではコントロールできない平滑筋）です。「外肛門括約筋」は意識して肛門を締めることができる筋肉です。専門的には、体性神経支配・随意筋（自分でコントロールできる横紋筋）です。また「恥骨直腸筋（横紋筋）」は、恥骨結合の裏面より肛門管上縁を巻くように存在します。この筋肉は、肛門管上部を後方より前方へ吊り上げ、直腸の下部と肛門菅を「く」の字になるようにしています。この部分の角度を「肛門直腸角」といいます。

近くにトイレがなかったら普通は便意が起こってもうんちを我慢しますよね。その時肛門近くの筋肉はどのように働いているのでしょう。外肛門括約筋と恥骨直腸筋が収縮することで「直腸肛門角」が「く」の字（鋭角）となります。これによりうんちを出すのを我慢できます。

うんちを出すのを我慢してトイレに駆け込みました。ようやくうんちを出すことができます。うんちを出す時は、いきむことで直腸・肛門内圧を上昇させ便を押し出し、それに合わせて外肛門括約筋と恥骨直腸筋が緩みます。こうなることで「直腸肛門角」が広がり（鈍角）、さらに肛門が下がることで直腸が直線化されうんちがスムースに出せるようになります。

このように、「直腸肛門角」がうんちを我慢したり排便したりする時に重要なんです。

うんちとは？

うんちのなかみ

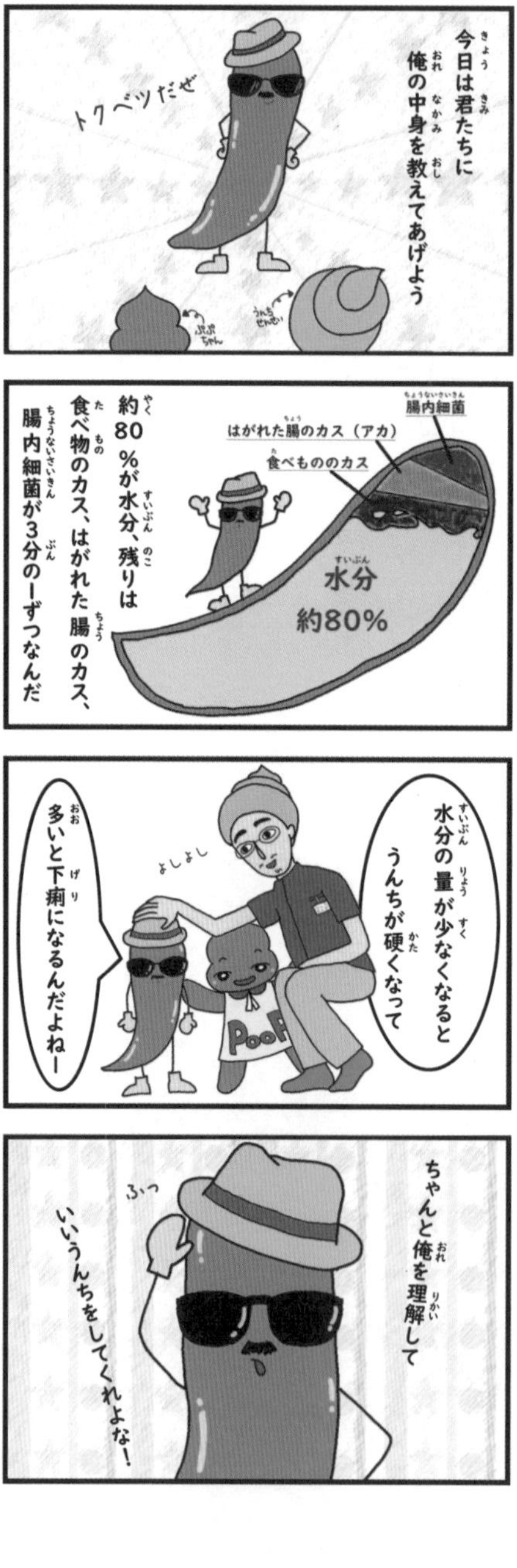

今日《きょう》は君《きみ》たちに
俺《おれ》の中身《なかみ》を教《おし》えてあげよう
トクベツだぜ
約《やく》80%が水分《すいぶん》、残《のこ》りは食《た》べ物《もの》のカス、はがれた腸《ちょう》のカス、腸内細菌《ちょうないさいきん》が3分《ぶん》の1ずつなんだ
腸内細菌《ちょうないさいきん》
はがれた腸《ちょう》のカス（アカ）
食《た》べもののカス
水分《すいぶん》
約80%
水分《すいぶん》の量《りょう》が少《すく》なくなると うんちが硬《かた》くなって
多《おお》いと下痢《げり》になるんだよねー
よしよし
PooP
ちゃんと俺《おれ》を理解《りかい》して
いいうんちをしてくれよな！
ふっ

うんちとは?

うんちがどうやってできるか、分かりましたよね。では実際うんちは何からできているのでしょうか? 一般的に「食べたもののカス」と言われていますが、それは半分だけ正解です。

正常なうんちは約80%が水分でできており、「食べたもののカス」は残り20%の中の1/3にしかなりません。次の1/3が腸の壁が脱落したものです。簡単にいうと皮膚の垢みたいな感じで、腸の壁も新しいものがどんどんできて古いものは落ちていきます。

最後の1/3が腸内細菌です。乾燥したうんちのわずか1gの中に1兆個の腸内細菌がいます。

水分量によって変わる

うんちの中の水分が少なくなると硬く小さくなり、逆に水分が多いと軟らかく量も多くなります。自分のうんちが硬いのか軟らかいのか確認してみましょう。

硬いうんちは「便秘」の一つの原因になり、出すのに強いいきみが必要で、詰まることもあります。軟らかすぎると「下痢便」となり、でるにはでるもののスッキリしません。(「便秘」や「下痢」については第3章「悪い排便の状態」に詳しく載っています。)

うんちの量

うんちの量も気になりますよね。多いこともあれば少ないこともあります。うんちの量は当然ながら食べた量や飲んだ水分の量などで決まってきますが、1日のうんちの量は平均400gから500gと言われています。分かりやすく例えるとバナナ1~2本程度出てれば丁度良いです。

一生のうちどの位の量のうんちを出すのでしょうか。

1年で140kg
21歳までに3000kg
65歳までに9200kg
83歳までに11トン
一生かけて10トントラックでも入りきらない量のうんちを私たちは出しているんですね。

ダイエットなどで食事の量が少ないとうんちの量も少なくなり、たとえ排便があってもスッキリ感が少なくなります。食べるものにもよりますが、しっかり食べて、しっかり水分を取ると良い便となります。気持ちの良い排便をするためには適度な硬さでボリュームがあるうんちがいいですよ。

●ブリストル便形状スケール (Bristol Stool Form Scale)

1997年に英国ブリストル大学のヒートン博士が提唱した指標で、性状と硬さで便の状態を7段階に分けています。

ブリストル便形状スケール

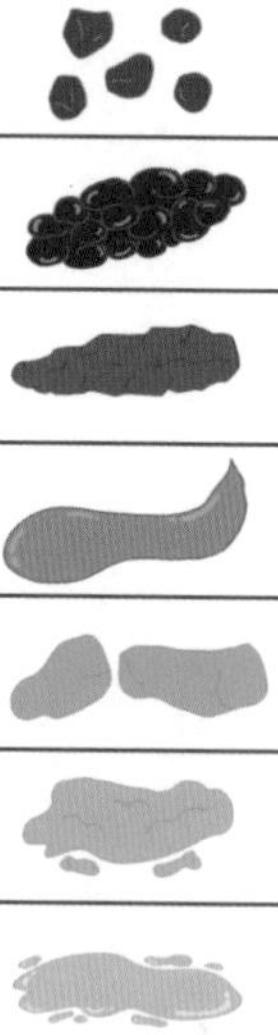

			食べたものが肛門に行く時間
❶	かたくてコロコロの兎糞状の便	×	遅い
❷	ソーセージ状であるがかたい便	×	↓
❸	表面がひびわれているソーセージ状の便	○	↓
❹	表面がなめらかで軟らかいソーセージ状の便	◎	↓
❺	軟らかい半固形の便	○	↓
❻	境界がほぐれてふわふわした泥状の便	×	↓
❼	水様で固形物を含まない液体状の便	×	早い

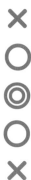

一般的に食べたものがゆっくり肛門に行くと便は硬くブリストルスケール1~2となり（硬便）、逆に早く肛門に行くのが軟便や下痢便でブリストル便形状スケール6~7となります（下痢便）。

1番いいうんちはブリストル便形状スケール4ですが、基本的には自分の便をブリストル便形状スケール3~5になるようにコントロールすることがとても大事です。

出典：Lewis SJ, Heaton KW. Stool form scale as a useful guide to intestinal transit time. Scand J Gastroenterology. 1997 Sep; 32(9): 920-924

●うんちのにおい

出しやすいうんちであっても、うんちは臭いこともあればそんなに臭くないこともあります。それはどうしてでしょう。

うんちのにおいの原因は、「インドール」「スカトール」「硫化水素」などの成分です。「インドール」「スカトール」はどちらも「トリプトファン」という必須アミノ酸が腸内細菌（悪玉菌）によって分解された代謝物質です。

実はこれらは濃度が濃いとうんちのにおいになりますが、薄めるとジャスミンの香りになるんです。

人工的に作られた「インドール」「スカトール」は、香水や香料に使われたりするんです。また腸内細菌によって「インドール」「スカトール」だけではなく、幸せホルモンである「セロトニン」や睡眠ホルモンである「メラトニン」なども生成するんです。

腸内環境が悪くなると、「インドール」「スカトール」が増えにおいが強くなるだけでなく、「セロトニン」や「メラトニン」も少なくなります。

●トリプトファン

もとの「トリプトファン」は、ヨーグルトやチーズなどの乳製品、豆腐や納豆などの大豆製品や穀類、卵、バナナなどに多く含まれており、自分たちの体にとって大事な必須アミノ酸です。

トリプトファンが不足したら意欲の低下、不安、うつ病や不眠などの症状が出たり幸せホルモンであるセロトニンの分泌が低下することがあります。逆に過剰に摂取すると肝臓で脂肪の変化が起こり、肝硬変となったりセロトニンが過剰に増えて脳機能が低下することがあります。

うんちは形や硬さ、量だけでなくにおいも大事なポイントです。

うんちのPonit

①中身	水分80%。	残り20%のうち 1/3はカス 1/3は腸内細菌 1/3ははがれた腸の壁
②うんちの量	1日平均400～500g	
③うんちの硬さ	ブリストル便形状スケールで3～5	
④うんちの色	黄褐色　（赤色・黒色は注意！！）	

赤ちゃんのうんち

生まれたばかりの赤ちゃんは1～2日間ぐらい、においがない、黒と緑色の混じったねばねばとしたうんちを出します。これを胎便といい、お母さんのおなかの中で羊水を飲んで作られたいわば初めてのうんちです。

母乳やミルクを飲むようになると、色は薄くなり褐色から黄色になってきます。硬さはブリストル便形状スケール6から7の下痢のような便となります。

大人と違って腸内では大腸菌よりビフィズス菌が多いので赤ちゃんのうんちは酸っぱいにおいがします。ビフィズス菌は腸内で乳酸や酢酸を作り、これが酸っぱいにおいの原因となっています。

離乳食が始まると大腸菌が増えはじめ、大人のうんちに近くなってきます。色は様々で黄色だけでなく緑や茶色だったりします。もし血が混じったり全体が白っぽかったりしたら、病気の可能性もあります。病院に行って相談しましょう。

赤ちゃんは身体の異常を訴えることができません。だからこそ赤ちゃんのうんちの状態は健康のバロメーターです。赤ちゃんのうんちの状態をしっかり観察することは赤ちゃんの健康を守るためには本当に大事なんですよ。

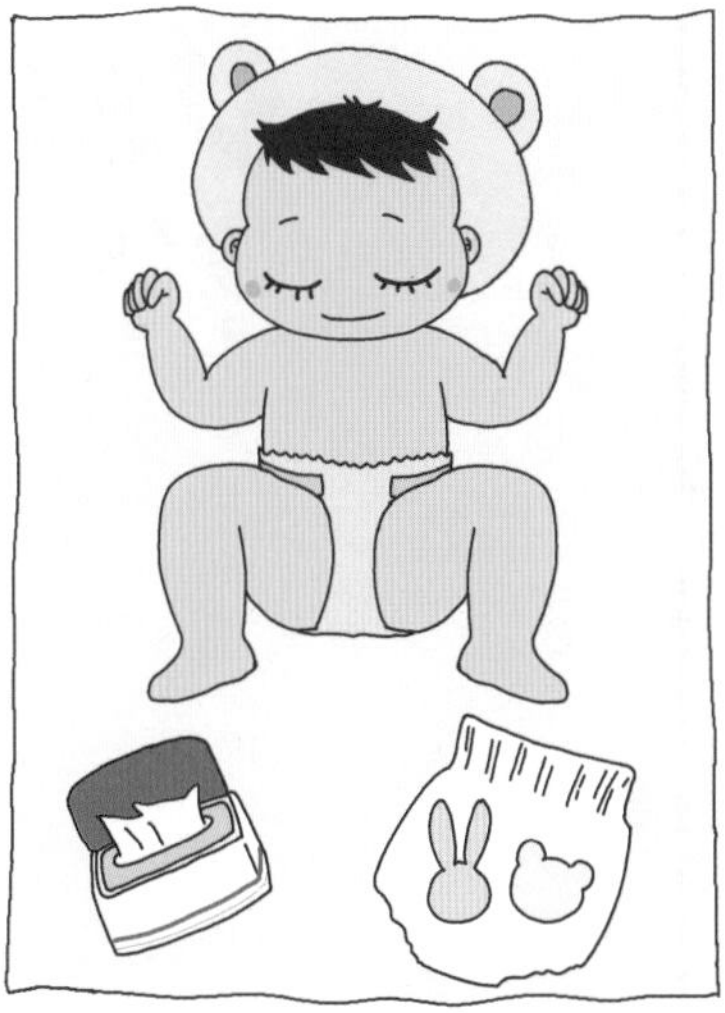

おならって何なの??

お・な・ら

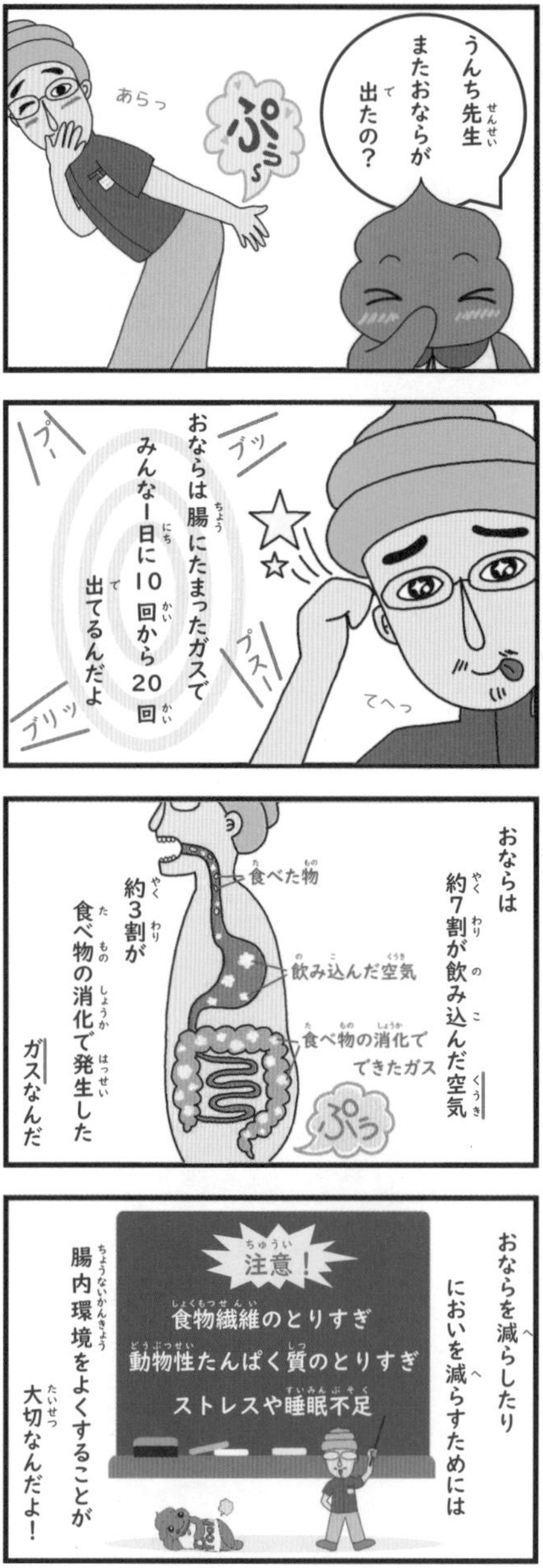
うんち先生《せんせい》
またおならが
出《で》たの?
ぷぅ~
あらっ
プッ
ブッ
おならは腸《ちょう》にたまったガスで
みんな1日《にち》に10回《かい》から20回《かい》
出《で》てるんだよ
プスー
ブリッ
てへっ
おならは
約《やく》7割《わり》が飲《の》み込《こ》んだ空気《くうき》
約《やく》3割《わり》が
食《た》べ物《もの》の消化《しょうか》で発生《はっせい》した
ガスなんだ
食《た》べた物《もの》
飲《の》み込《こ》んだ空気《くうき》
食《た》べ物《もの》の消化《しょうか》で
できたガス
ぷぅ
おならを減《へ》らしたり
においを減《へ》らすためには腸内環境《ちょうないかんきょう》をよくすることが
大切《たいせつ》なんだよ!
注意《ちゅうい》!
食物繊維《しょくもつせんい》のとりすぎ
動物性《どうぶつせい》たんぱく質《しつ》のとりすぎ
ストレスや睡眠不足《すいみんぶそく》

おならとは

人がたくさんいるところでおならが出てしまい、恥ずかしい思いをしたことがありませんか。他人に知られたら恥ずかしいですが、おならは腸の中に溜まったガスであり、生きていればすべての人が出ます。回数にして平均1日10～20回程度もでるんです。おならの量や回数は人それぞれですが、おならを少しでも減らしたいと思う人も多いですよね。ではおならを減らすためにはどうしたらいいでしょうか?

おならはすべてが腸の中で作られているわけでなく、約7割が飲みこんだ空気であり、後の3割は腸の中で消化の際に腸内細菌により発生したガスです。唾液を飲み込むときにも少しずつ空気を飲み込みますが、しっかりと噛んでゆっくりと食べることで飲み込む空気を少なくできます。食べものをあまり噛まずに早食いしてしまうと一緒に多くの空気を飲み込んでしまうのです。ガスが多くなるだけでなく、さらに消化も悪くなることがあります。

次に食事でもおならが多くなることがあります。食物繊維は良いうんちにとても大切ですが、食物繊維を摂りすぎる（特に根菜類や芋類）ことで消化に時間がかかりガスが発生しやすくなります。また便秘や肉などの動物性たんぱく質の摂りすぎ、ストレスや睡眠不足などによる自律神経の乱れ（副交感神経が弱まり、交感神経が優位になる）でも腸内環境が悪くなりガスが多くなります。

そして基本的におならのにおいはあまりないのですが、腸内環境が悪くなるとうんちのにおいと同じくなりおならが臭くなります。とはいっても、「インドール」「スカトール」「硫化水素」が発生しやすくなりおならが臭くなります。おならの中に臭くなる成分が含まれるのは1％程度です。1％程度でもあんなに臭いんですから驚きですね。

おならを減らし臭くないようにすることは、そのまま良いうんちを出すことにつながります。

うんちの「3のルール」

正《ただ》しい排便《はいべん》 3のルール

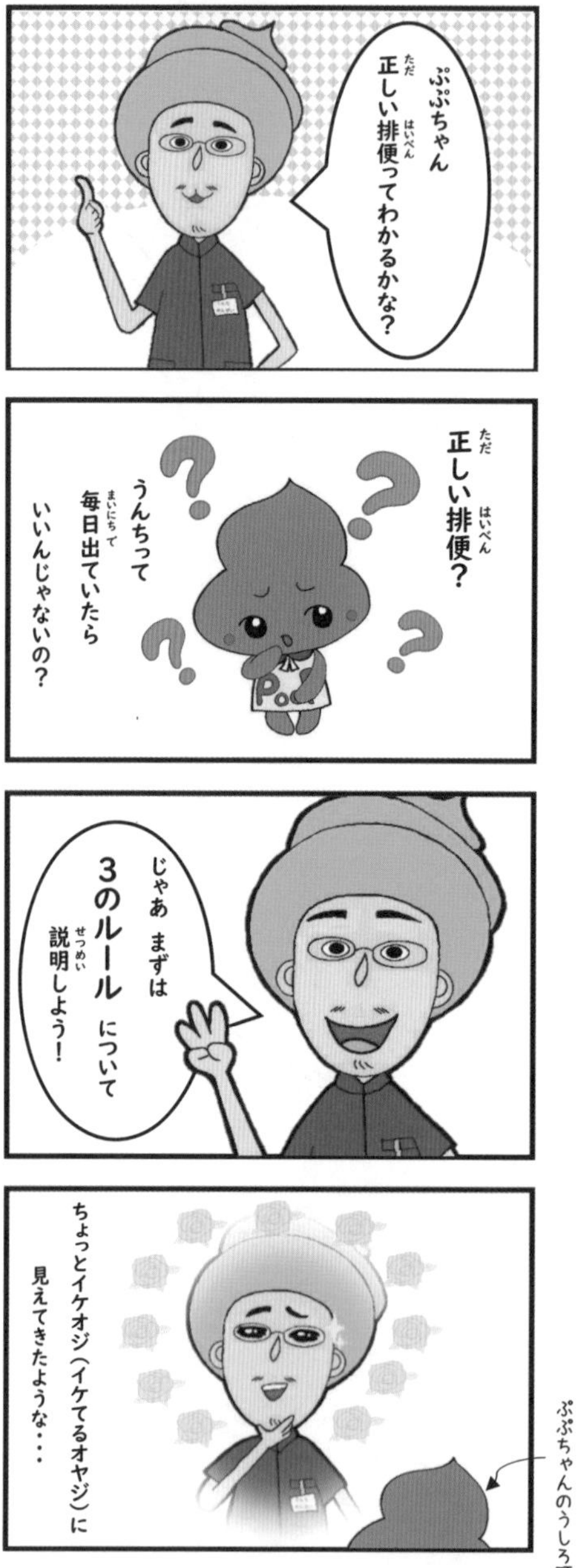

ぷぷちゃん 正《ただ》しい排便《はいべん》ってわかるかな?
正《ただ》しい排便《はいべん》?
うんちって毎日《まいにち》出《で》ていたらいいんじゃないの?
じゃあ まずは 3のルール について 説明《せつめい》しよう!
ちょっとイケオジ(イケてるオヤジ)に見えてきたような・・・
ぷぷちゃんのうしろ頭

3のルール

「健康のために毎日うんちを出すのが普通である」「いつも同じ時間にうんちはでるものである」「時間がかかっても、うんちは出し切らないといけない」と排便に対してそれぞれいろんな思いを持っていますよね。でもそれは本当に正しい排便でしょうか？

排便のことを知らないまま思い込みで無理にうんちを出しているとだんだんうまく便が出なくなり、逆に身体的にも精神的にもしんどくなることがあります。うんちは、自分の思い通りに出せるものではありません。正しい排便を知って、スムースにうんちがでるようにしていきましょう。

「うんちを出す」って、どのくらいが良いのか、皆さんはすぐに答えられますか？　ただ漫然とこのくらいだろうと思っていたら問題になるかもしれません。知っているようであんまり知られていない排便の頻度、排便にかける時間などを「3のルール」でまとめてみましたので参考にしてください。そして排便を整えてより良い生活を過ごしてください。

うんちの『3のルール』

①排便は1日3回から1週間に3回

②1回の排便は3分以内

③息むのは3秒以内
（うんちを出すのは12秒で）

④温水洗浄便座は3秒程度まで（弱く）

うんちがでる頻度は？

3のルール①

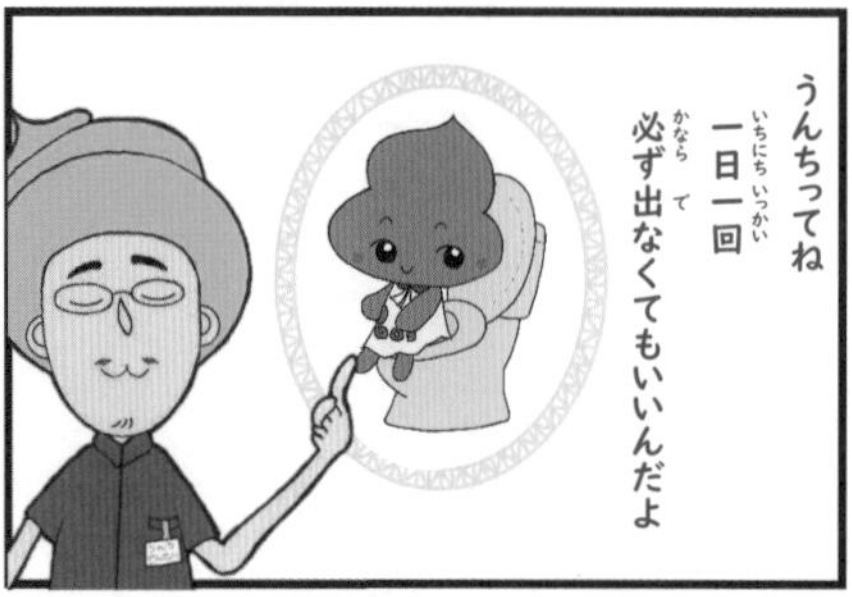
うんちってね
一日《いちにち》一回《いっかい》
必《かなら》ず出《で》なくてもいいんだよ

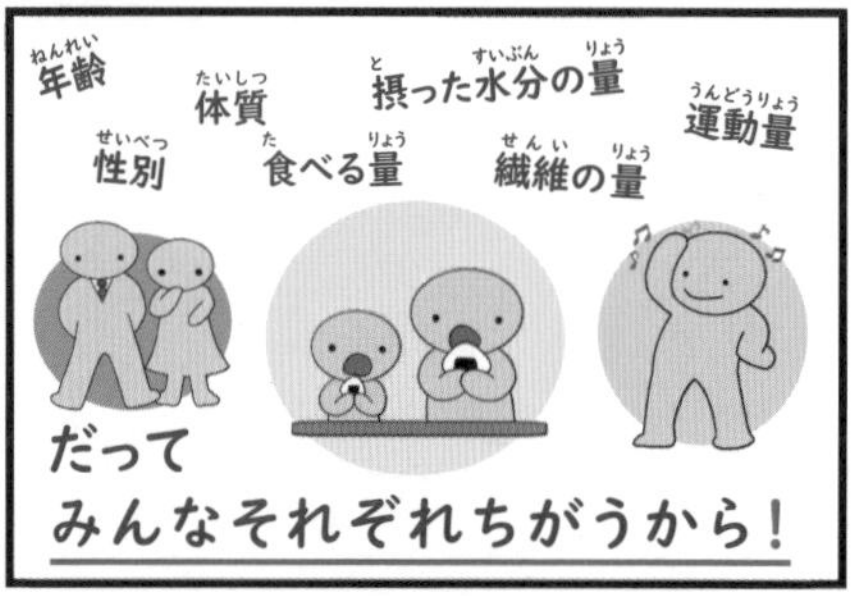
年齢《ねんれい》
体質《たいしつ》
摂《と》った水分《すいぶん》の量《りょう》
運動量《うんどうりょう》
性別《せいべつ》
食《た》べる量《りょう》
繊維《せんい》の量《りょう》
だって
みんなそれぞれちがうから！

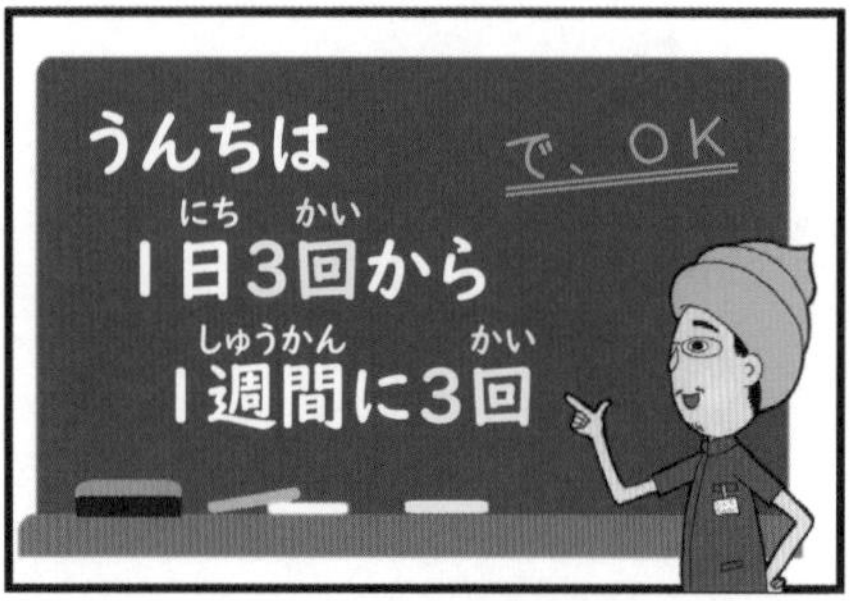
うんちは
1日《にち》3回《かい》から
1週間《しゅうかん》に3回《かい》
で、OK

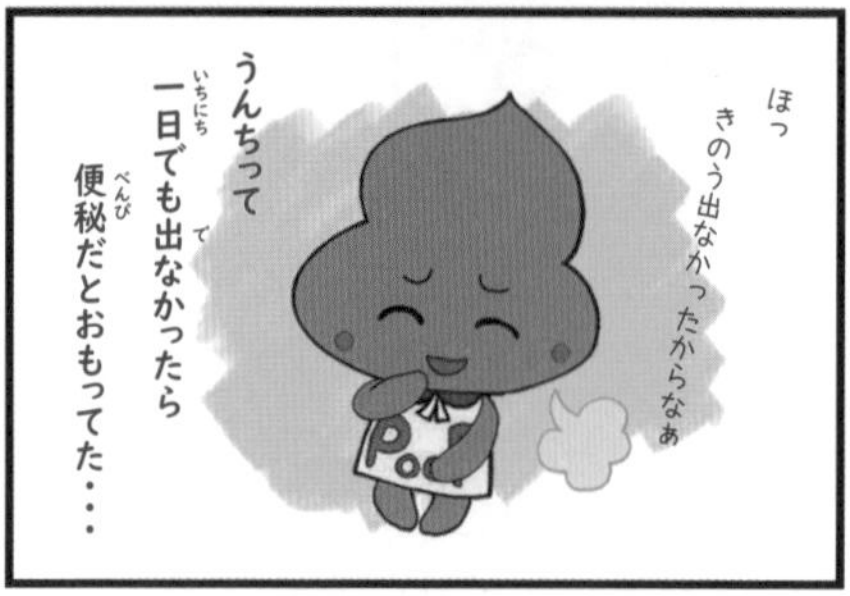
うんちって
一日《いちにち》でも出《で》なかったら
便秘《べんぴ》だとおもってた・・・
ほっ
きのう出なかったからなぁ

●うんちが出る頻度は？

テレビなどでも「毎日うんちがでるのが健康的」など言われるのをよく耳にします。「そうそう」と納得して頑張って毎日出している人も多いと思います。それは半分正しくて半分間違いです。「毎日うんちがでる」だけではダメであり「毎日うんちがでるように生活習慣・食事・運動などに気をつけて生活しましょう」が正しいです。その上で結果的に毎日排便があることが大事です。

正常範囲である排便の頻度は、1日3回〜1週間に3回程度です。1日に3回うんちが出ても正常ですし、1週間に3回うんちが出ても正常なのです。どうですか、結構幅があると思いませんか。1日1回ではなければダメということはないのです。

ここで間違ってほしくないのは、1日1回の排便が毎日あっても、それが無理矢理であったりすると、良い排便ではないということです。たとえ週に1回しかうんちが出なくても、スッキリ出ていれば、その人にとっては良い排便なのです。

うんちはいつ出たらいいのでしょうか？

いつ出ても大丈夫です。仕事前や出かける前に「仕事中にトイレに行きたくない」「外でトイレに行きたくない」と、うんちは朝でるものだと思いこんでいる人も多いです。

朝に必ず排便があるわけではなく、1日の中で排便はいつあっても構いません。ただS状結腸に溜まった便が肛門近くに送られる大蠕動は1日のうち起きた後や食後の3回に起きやすいです。その中でも起床時と朝ごはんを食べてから1時間後程度が最も強いため、うんちが出やすい時間とされます。

朝出かける前に排便したいと思うのであれば、**早起きし、まずコップ1杯の冷水を飲んで、出かける1時間以上前に朝食を取ることをお勧めします。「レッツ早起き！」ですね。**

うんちを出す時間

3のルール ②

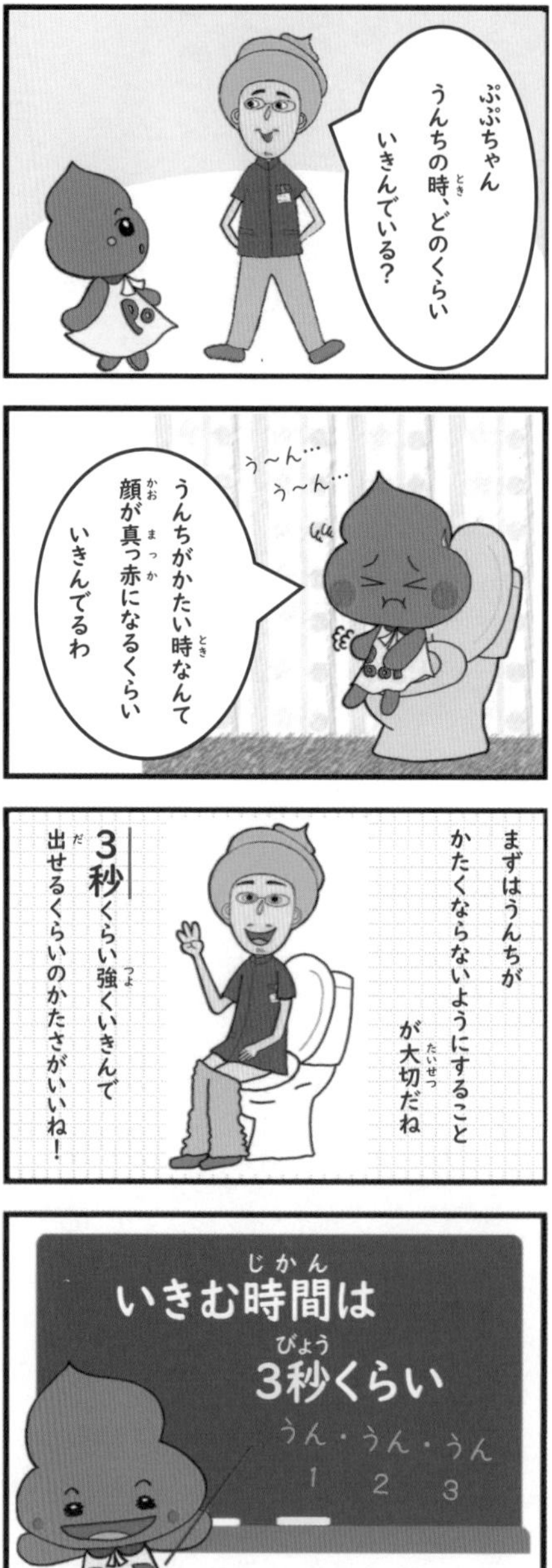
ぷぷちゃん
うんちの時《とき》、どのくらい
いきんでいる？
う〜ん…
う〜ん…
うんちがかたい時《とき》なんて
顔《かお》が真《ま》っ赤《か》になるくらい
いきんでるわ
まずはうんちが
かたくならないようにすること
が大切《たいせつ》だね
3秒くらい強《つよ》くいきんで
出《だ》せるくらいのかたさがいいね！
いきむ時間《じかん》は
3秒《びょう》くらい
うん・うん・うん
1 2 3

排便にかける時間

便座に座って、いよいようんちを出します。ちょっと待ってください。いきみ始めてうんちを出し終わるまでどのくらい時間がかかるか知っていますか？　そんなの人それぞれでしょうと、思われるかもしれません。しかし色んな哺乳動物のうんちを出す時間を調べた人たちがいるんです。ゾウのような大きな動物でもウサギのような小さな動物でも大体12秒程度でうんちがでるとの結果でした。確かに排泄している状態というのは無防備であり、野生動物は排泄に時間をかけると襲われて命が危険にさらされるかもしれません。だから短い時間で終わると考えられます。同じ哺乳動物である人間も同じであると考えられませんか。ただ違うのは人間がトイレに入っている時にふつうは襲われることがないことです。安全だからといっていきみ続けたら良くないですよ。ぐっといきんで12秒程度でスーとうんちがでることが本来は普通のことなのです。とはいっても、12秒もの間、強くいきみ続けるのではなく、強くいきむのは長くても3秒程度にしましょう。

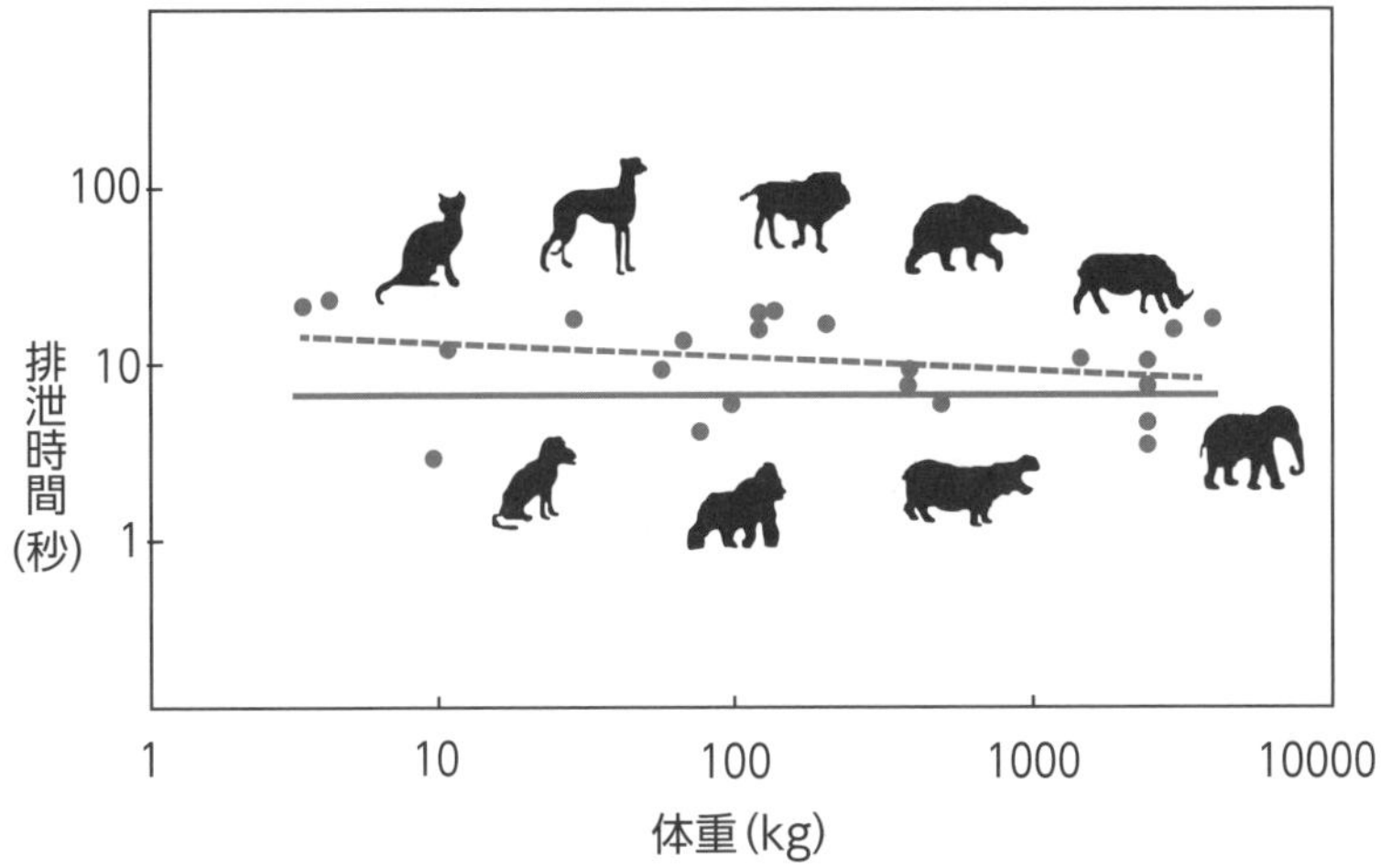

排泄時間(秒)
100
10
1
1
10
100
1000
10000
体重(kg)

出典：Patrizia J. Yang, et al. Htdrodybamics of defecation. Soft Matter. 2017; 13: 4960-4970

トイレの中には短時間

3のルール ③

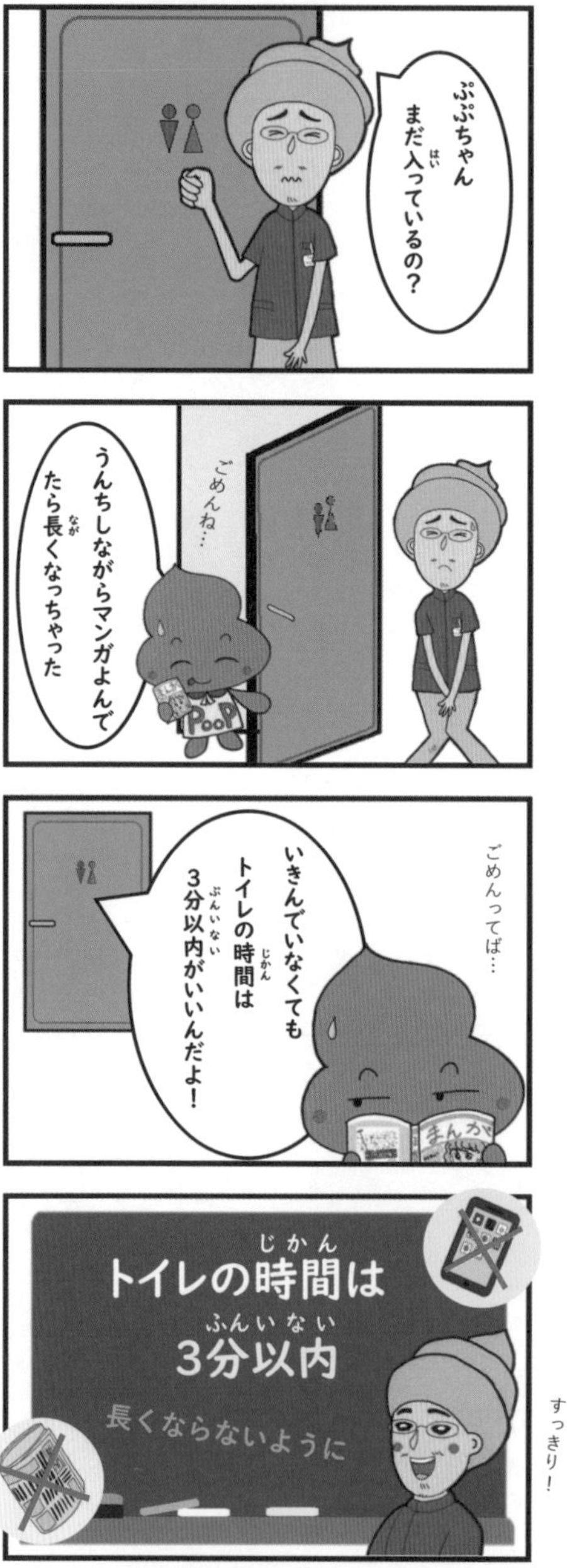
ぷぷちゃん
まだ入《はい》っているの？
ごめんね…
うんちしながらマンガよんでたら長《なが》くなっちゃった
POOP
ごめんってば…
いきんでいなくても
トイレの時間《じかん》は
3分以内《ぶんいない》がいいんだよ！
まんが
トイレの時間《じかん》は
3分以内《ふんいない》
長くならないように
すっきり！

●トイレにいる時間

便意を感じたらまずトイレを探してトイレに行きます。トイレのドアを開けて入った後、ズボンと下着を下ろします。そして便座に座ってうんちを出しますよね。出した後は温水洗浄をする人は肛門の周りを洗って、トイレットペーパーなどで肛門とその周りを拭くでしょう。その後トイレの水を流して服を戻して、ようやくトイレからでることができます。これらの動作ができて、さらにうんちも12秒でスムーズに出たらどのくらいの時間になるでしょう。トイレに入ってでるまで大体3分以内に済むと思います。トイレの中で過ごすのは、この時間にしましょう。

病気などで何か一つの動作ができなくなったら時間はかかってしまいます。それが悪いわけではありません。時間をかけなくていいところに時間をかけると、苦痛を感じることがあります。年をとると「早く出ないと」とあせってしまいトイレの中で転倒することもありますから気をつけましょう。

動くことなどに問題がないのであれば、うんちが出たらすぐにトイレから出ましょう。排便が終わった後、いきまなくても便座に座ったまま本や新聞を読んだりしないようにしましょう。今の時代であれば、スマートフォンをいじったりして長くトイレにこもる人もいるかもしれません。長時間便座に座るのは、椅子に長時間座るより肛門に悪く肛門の病気になりやすいと思ってください。

またうんちが肛門に残った感じ（残便感）がして、すべて出そうといきみ続けることがあります。うんちが硬くても軟らかすぎてもそう感じることがあり、良いうんちにすることでうんちが残った感じはなくなります。いきみ続けることは長時間便座に座ることと同様に肛門に悪いのですが、それだけでなく心臓や脳にも悪影響を与えます。

良いうんちをすっきり出して、早くトイレからでるようにしましょうね。

おしりの洗いすぎには気をつけて！

3のルール ④

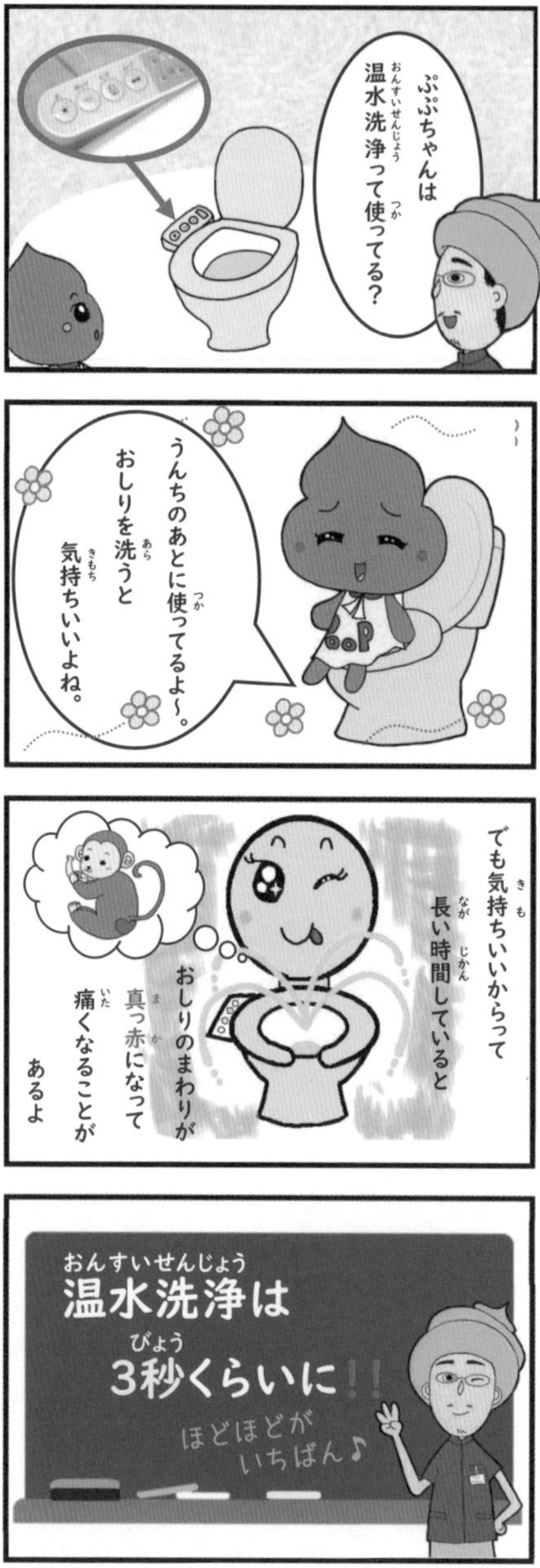
ぷぷちゃんは
温水洗浄《おんすいせんじょう》って使《つか》ってる？
うんちのあとに使《つか》ってるよ〜。
おしりを洗《あら》うと
気持《きも》ちいいよね。
でも気持《きも》ちいいからって
長《なが》い時間《じかん》していると
おしりのまわりが
真《ま》っ赤《か》になって
痛《いた》くなることが
あるよ
温水洗浄《おんすいせんじょう》は
3秒《びょう》くらいに！！
ほどほどが
いちばん♪

●温水洗浄便座症候群

「お尻をきれいに洗って清潔にしましょう」と、うんちを出した後お尻を洗っていますか?

今は8割以上の家庭で普及した温水洗浄便座は、1964年ごろにアメリカで開発、それを東洋陶器（現：TOTO）が輸入販売したのが最初です。今ではいろいろな会社が販売していますが、伊那製陶（現：INAX）は「シャワートイレ」、TOTOは「ウォシュレット」の名称です。

温水洗浄便座が普及し、うんちを出した後肛門の周りを洗う人も多くなりました。温水洗浄で肛門を洗うと気持ちいいものですよね。肛門はきれいな方が良いとついつい長く強くする人もいます。でも手や身体を洗いすぎたりすると皮膚が乾燥しガサガサと荒れます。肛門も同じであり、肛門も洗いすぎることでかぶれたり腫れたりして、かゆみや痛みを感じたり浸出液が出て下着が汚れたりすると「もっときれいに」とさらに洗うようになり悪循環になります。それだけでなく肛門上皮が細かく切れたり、皮膚が硬くなり肛門が狭くなったりします（肛門狭窄）。これらは温水洗浄を浣腸代わりに使用する、トイレットペーパーやおしりふきで拭きすぎる、アルコールなどで消毒する、入浴したときにナイロンタオルなどで洗うことでも起こります。

治療はひとつ、**洗いすぎないことです。どうしてもしたい人は、1番弱くして3秒程度にしましょう。そして肛門を拭くときも擦るのではなく、押さえるようにしましょう。**

温水洗浄便座が悪いわけではありません。便利なものも使い方によっては健康を害することがあります。また皮膚は綺麗にしすぎることで逆に弱くなり抵抗力もなくなります。何事も「体のためにはほどほどが良い」ですよ。

排便の姿勢

排便《はいべん》の姿勢《しせい》

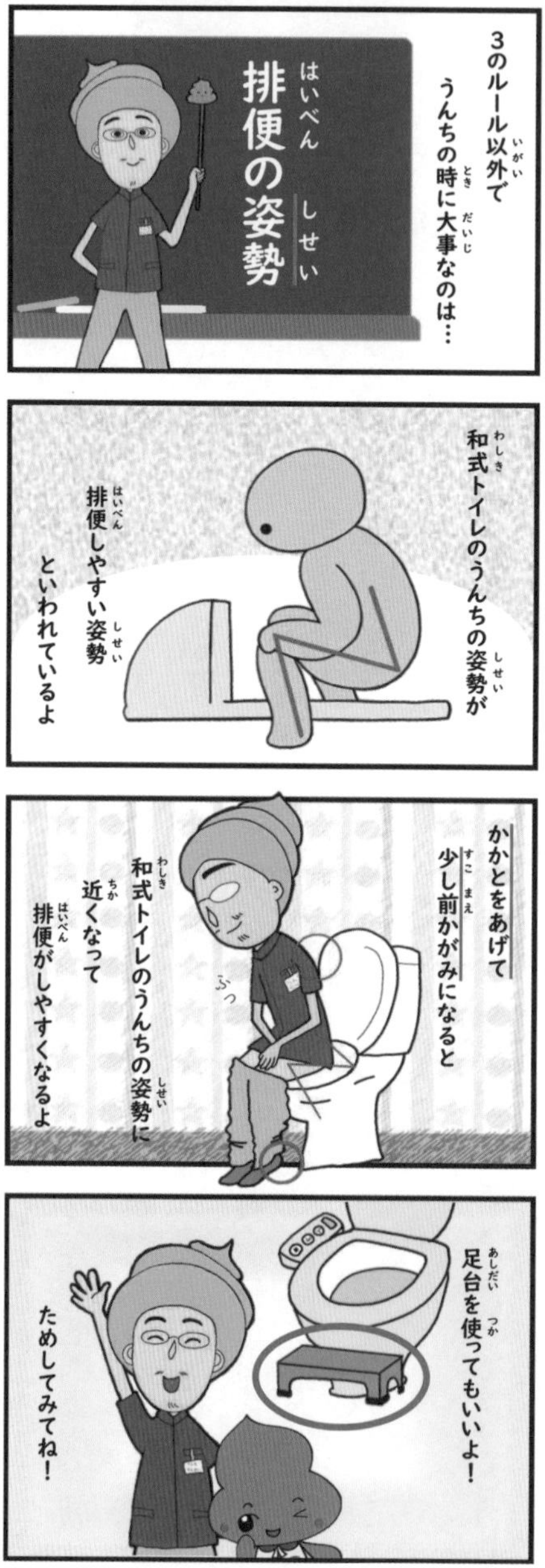
3のルール以外《いがい》で
うんちの時《とき》に大事《だいじ》なのは…
排便《はいべん》の姿勢《しせい》
和式《わしき》トイレのうんちの姿勢《しせい》が
排便《はいべん》しやすい姿勢《しせい》
といわれているよ
かかとをあげて
少《すこ》し前《まえ》かがみになると
和式《わしき》トイレのうんちの姿勢《しせい》に
近《ちか》くなって
排便《はいべん》がしやすくなるよ
ぷっ
足台《あしだい》を使《つか》ってもいいよ！
ためしてみてね！

●うんちを出す良い姿勢

せっかくうんちの状態が良くなっても、うんちを出す姿勢が悪ければうんちを出すことも難しくなります。なので、うんちを出す姿勢も、とても大事です。

洋式便器が普及してから椅子に座るように便を出すようになってきました。しかしそれは自然な姿勢ではありません。犬や猫などほかの哺乳動物を見てみると、後ろ足を折り立ててお尻を落としてうんちを出しています。人も幼児のころは隅っこの方で丸くしゃがんでしているのではないのでしょうか？　今では洋式便器が普及していますが、実際のところ和式便器に座ることが自然な姿勢となります。

和式便座のいいところはそれだけでなく、自然とその姿勢を長い時間保てないことです。一方洋式便器ではいくらでも長く座っていることができ、１時間以上トイレに入っている人もいるそうです。

●かかとを上げて前のめりで

洋式便器でうんちを出すときも前傾姿勢になり踵をあげてつま先立ちになることで和式便座の時に近い姿勢となり、短時間でスムースにうんちを出すことができます。**オーギュスト・ロダン作の「考える人」の姿勢を参考にしてみてください。**

加齢や病気などで姿勢をとるのが難しいことがあるかもしれません。踵を上げるのが難しいのであれば便座の前に足台を置くことで楽になります。前かがみが難しいのであれば手すりをつけたら楽にできると思います。寝たままでは、重力も自分の力も十分肛門に届きません。いろいろな補助を利用しつつ、可能な限り座位をとることがスムースにうんちを出す一歩となります。

いいうんちを出すために

排便日誌《はいべんにっし》

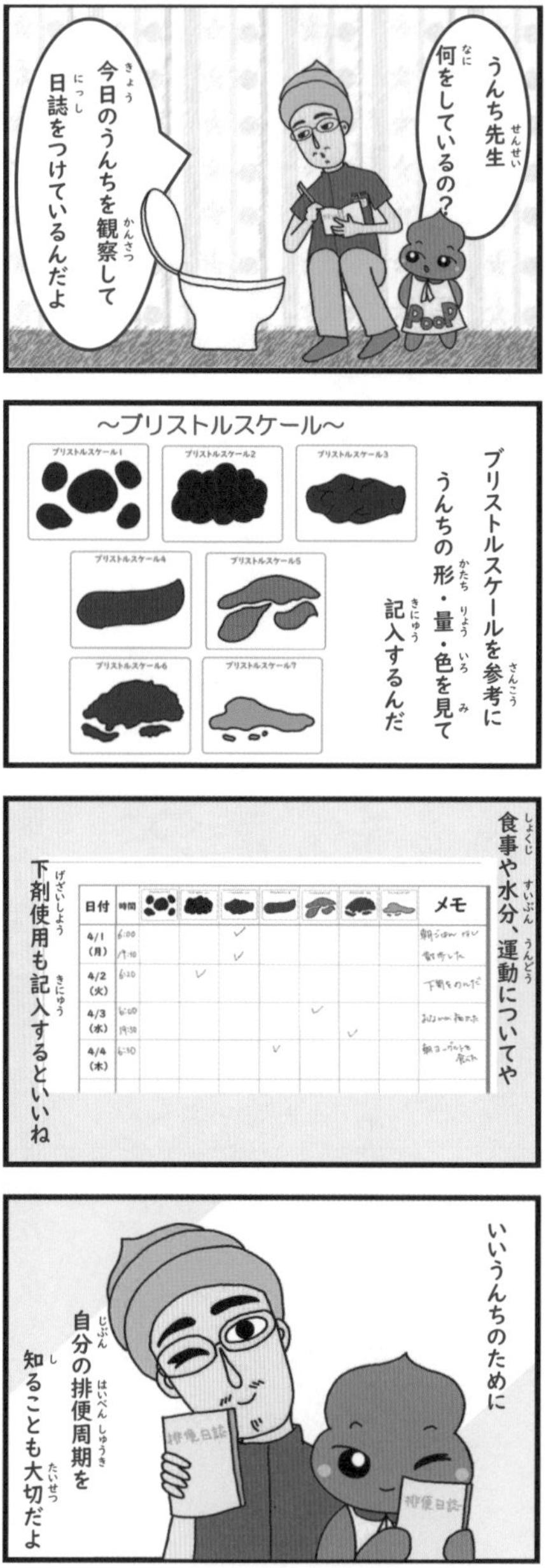

いいうんちを出すためにすること

いいうんちを出すために薬局で薬を買って飲んだり、病院に行って薬を処方してもらおうと思うかもしれません。しかしその前にやってみることがあります。それは生活習慣を整えること、水分を含めた食事に気を付けること、適度な運動を行うことなどです。慢性便秘症や便失禁のガイドラインでも最初にあげられる治療となっています。何かひとつをすれば良いのではなく、すべてに気をつけることがベースとなるのです。ベースを固めてもうんちがうまく出ないことも当然あります。そういったときは病院に行って診てもらったり、薬を利用したりしましょう。

さらに「気持ちよく排便できること」を目指して、毎日のうんちの状態や排便の状況などを記す「排便日誌」をつけてみましょう。

排便日誌とは？

1日の出来事や感じたことを記録するために毎日日記を書いたり、カレンダーに印をつけたりする人も多いのではないでしょうか？　日記と同じように自分の排便の状態を記録していくものを「排便日誌」と言います。排便の状態とはうんちの1回の量やブリストル便形状スケールによるうんちの硬さ、1日のうちどの時間にうんちがでたか、すっきり感や残便感の有無などを記録します。それだけでなく、食事内容や量、摂取した水分量、運動量などを記録するとより良いと思います。

排便周期は人それぞれであり、十人十色です。他人と比較してもあまり意味はありません。また自分の排便のことなんて分かっていると思っていても実際「排便日誌」をつけてみると、自分が頭の中で思っていた排便と違うこともよくあります。今日から日記をつけるように「排便日誌」をつけて、自分のうんちを理解しましょう。

生活習慣を振り返ってみよう

自律神経《じりつしんけい》も大事《だいじ》

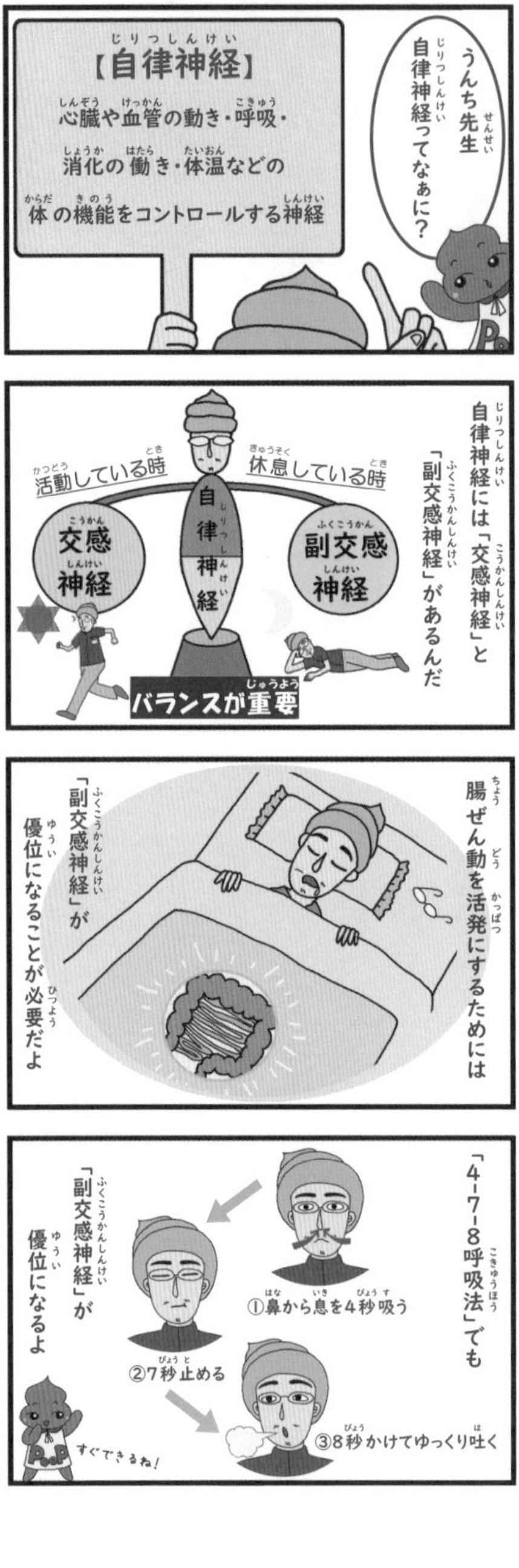
うんち先生《せんせい》
自律神経《じりつしんけい》ってなぁに?
【自律神経《じりつしんけい》】
心臓《しんぞう》や血管《けっかん》の動き・呼吸《こきゅう》・
消化《しょうか》の働《はたら》き・体温《たいおん》などの
体《からだ》の機能《きのう》をコントロールする神経《しんけい》
自律神経《じりつしんけい》には「交感神経《こうかんしんけい》」と
「副交感神経《ふくこうかんしんけい》」があるんだ
活動《かつどう》している時《とき》
休息《きゅうそく》している時《とき》
自律《じりつ》神経《しんけい》
交感《こうかん》神経《しんけい》
副交感《ふくこうかん》神経《しんけい》
バランスが重要《じゅうよう》
腸《ちょう》ぜん動《どう》を活発《かっぱつ》にするためには
「副交感神経《ふくこうかんしんけい》」が
優位《ゆうい》になることが必要《ひつよう》だよ
「4-7-8呼吸法《こきゅうほう》」でも
①鼻《はな》から息《いき》を4秒《びょう》吸《す》う
②7秒《びょう》止《と》める
③8秒《びょう》かけてゆっくり吐《は》く
「副交感神経《ふくこうかんしんけい》」が
優位《ゆうい》になるよ
すぐできるね!

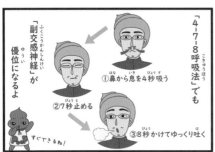

排便を良くしたいのであればまず1日の生活のリズムを整えましょう。

早起きして朝日をゆっくり浴びることから1日を始めてみましょう。そうすれば活動と休息のリズムができ、幸せホルモンと呼ばれる「セロトニン」が活性化され腸の動きもよくなります。さらに排便には「副交感神経」が優位になることが大事です。その為には「ゆっくりと寝る」「ゆっくりと呼吸する」「ぬるま湯で入浴する」「首を温める」などが有効です。

副交感神経を優位にするために

「セロトニン」は自律神経も整えてくれます。自律神経には「交感神経」と「副交感神経」があり、リラックスするときなどに優位になるのが「副交感神経」です。腸蠕動を活発化するためには「副交感神経」が優位になることが必要です。

睡眠時に「副交感神経」は優位となり、腸の蠕動運動が活発となります。うんちが作られるのは寝ているときで、就寝時は消灯しリラックスした状態で寝ることが大事です。また15~30分程度の短時間の昼寝も有効といわれています。

次に「4-7-8呼吸」(4秒吸って、7秒止めて、8秒かけて吹く)などのようにゆっくりとした呼吸法でも「副交感神経」が優位になることが知られています。

そして入浴も「副交感神経」が優位となります。シャワーだけで済まさず、お湯に浸かることが大事です。温度が熱いと「交感神経」が優位になってしまいますが、36~40度程度のお湯にゆっくりと浸かることで全身がリラックスし睡眠も良くなります。また首を温めることでも全身の血流が良くなり、冷えや疲れが改善し「副交感神経」も優位となります。お腹のへその周りや肛門の周りなどを温めると便通も良くなります。本当に温まるってすごく気持ちいいですよね。

食べたり飲んだりすること

起《お》きたらお水《みず》を

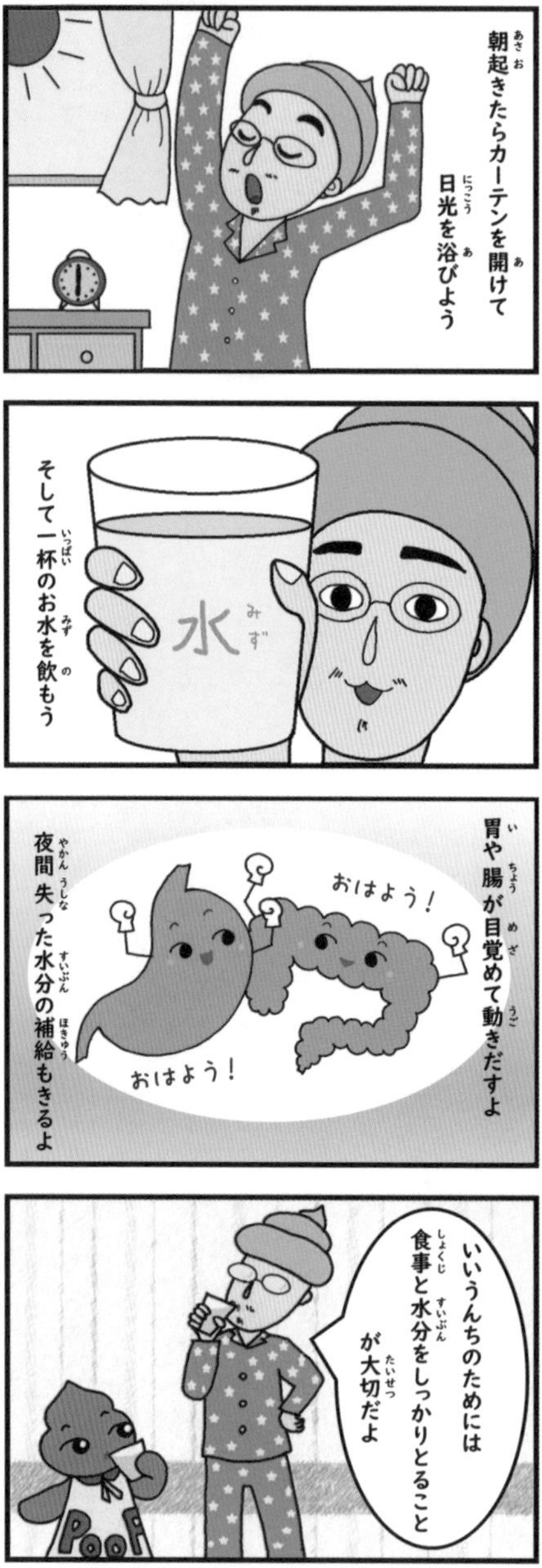

朝《あさ》起《お》きたらカーテンを開《あ》けて
日光《にっこう》を浴《あ》びよう
そして一杯《いっぱい》のお水《みず》を飲《の》もう
水《みず》
胃《い》や腸《ちょう》が目覚《めざ》めて動《うご》きだすよ
おはよう！
おはよう！
夜間《やかん》失《うしな》った水分《すいぶん》の補給《ほきゅう》もきるよ
いいうんちのためには
食事《しょくじ》と水分《すいぶん》をしっかりとること
が大切《たいせつ》だよ
PooF

1杯の水から良いうんち

まず朝起きて、水を1杯飲むことから始めましょう。夜間失った水分を補給するとともに、胃腸のスイッチも入ります。そして食事を1日3回しっかり摂ることも大事です。当然食べ過ぎには注意が必要ですが、野菜・肉などをバランス良く摂り、ヨーグルトや納豆などの発酵食品も摂取しましょう。また人の体はほとんどが水でできており、大人で60～65%、子供で70%程度が水なんです。だからこそ生きていくために水は欠かせないものであり、毎日しっかり水を飲みましょう。ダイエットのために食事を抜いたり尿が頻回にでるからと水分を控えたりするとちゃんと便が出なくなります。

水分摂取はしっかりと!!!

正常な便は約80%が水分です。1日の水分が少ないと便の中の水分が少なくなり硬くなります。目安として、食事を含めて1.5～2.0L、コップ6～8杯程度を目安にしてくださいね。「水分とはなにがいいのか?」とよく聞かれます。やはり水が1番ですが、なかなか水ばかり飲むって難しいですよね。ジュースでも麦茶でも何でもいいと思っており、まずはしっかり水分を摂ることが大事です。といっても高血圧や糖尿病などの病気を患っている方は、塩分やカロリーに気をつけてください。またアルコールやコーヒーなどの刺激物は、単純に水分とはならないので1日の水分量には含めないようにしましょう。トイレに頻回に行きたくないと思ったり喉が渇かないからと思ったりして水分摂取が少なくなることも多いです。また寝る前に水分を多量に摂ると夜間にトイレに行くことが多くなったりして不眠になることもあります。日中にしっかり水分を摂り、寝る前はコップ1杯に留めましょう。

食物繊維を意識しましょう

●食事は1日3回摂りましょう!!!

1日3回しっかりと食事しましょう。特に朝食は大事です。先に述べたように朝食後は最も大蠕動が強いので、朝食は排便を促すのに重要です。食事量・水分量が少ないとどうなるかというと、「蠕動が弱くなる」「便の量が少なくなる」「便の回数が少なくなる」などが起きます。食事の内容としては食物繊維をしっかり摂りましょう。食物繊維も摂りすぎると逆に便秘になることがありますが、基本的に食物繊維が少ないことでも便秘が起きます。

その時は食物繊維をしっかり摂ることで改善します。

●食物繊維

摂取する食物繊維の量は重要ですが、厚生労働省の日本人の食物摂取基準（2020年版）による1日当たり成人男性で21g以上、成人女性で18g以上という目標には、ほとんどの人が達していないと言われています。繊維には、水分や老廃物を吸着して便を増やし蠕動運動を活発化させる不溶性繊維と、善玉菌の餌になり軟便化する水溶性繊維があります。水溶性繊維に対して不溶性繊維を2倍程度摂ることが理想です。食物繊維も量だけでなく、質も大事なんですね。

食物繊維《しょくもつせんい》①

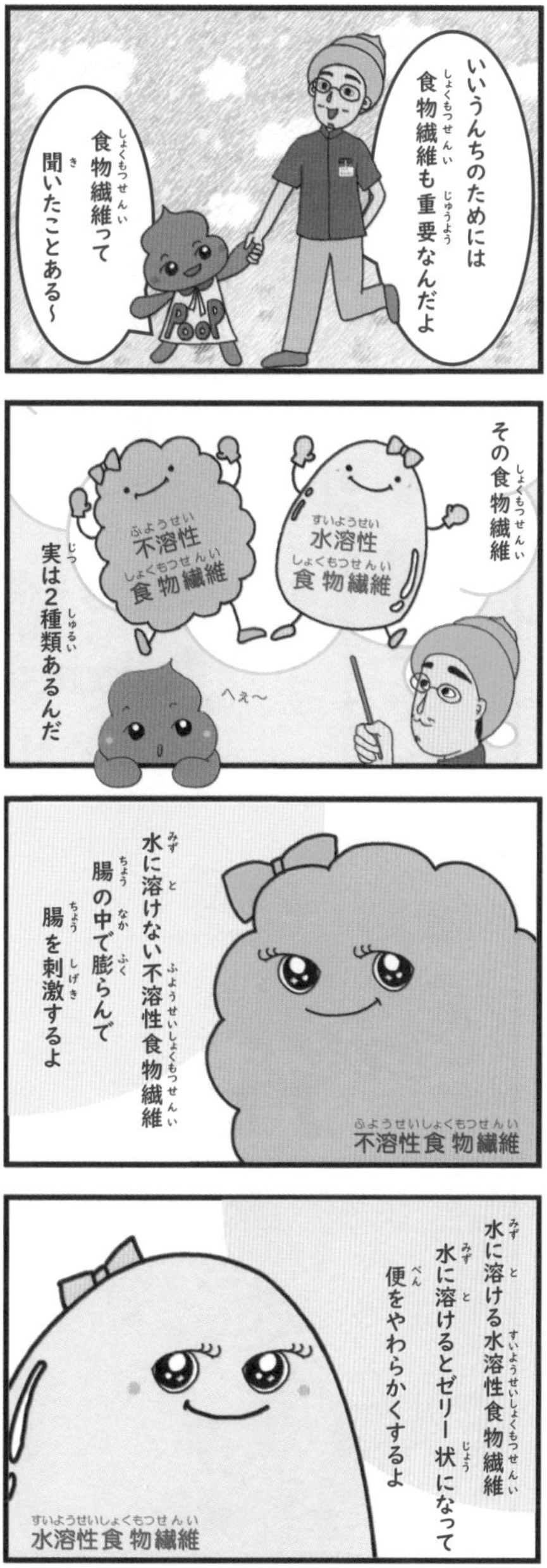
いいうんちのためには食物繊維《しょくもつせんい》も重要《じゅうよう》なんだよ
食物繊維《しょくもつせんい》って聞《き》いたことある〜
POOP
その食物繊維《しょくもつせんい》
実《じつ》は2種類《しゅるい》あるんだ
不溶性《ふようせい》食物繊維《しょくもつせんい》
水溶性《すいようせい》食物繊維《しょくもつせんい》
へぇ〜
水《みず》に溶《と》けない不溶性食物繊維《ふようせいしょくもつせんい》
腸《ちょう》の中《なか》で膨《ふく》らんで
腸《ちょう》を刺激《しげき》するよ
不溶性食物繊維《ふようせいしょくもつせんい》
水《みず》に溶《と》ける水溶性食物繊維《すいようせいしょくもつせんい》
水《みず》に溶《と》けるとゼリー状《じょう》になって
便《べん》をやわらかくするよ
水溶性食物繊維《すいようせいしょくもつせんい》

食物繊維《しょくもつせんい》②

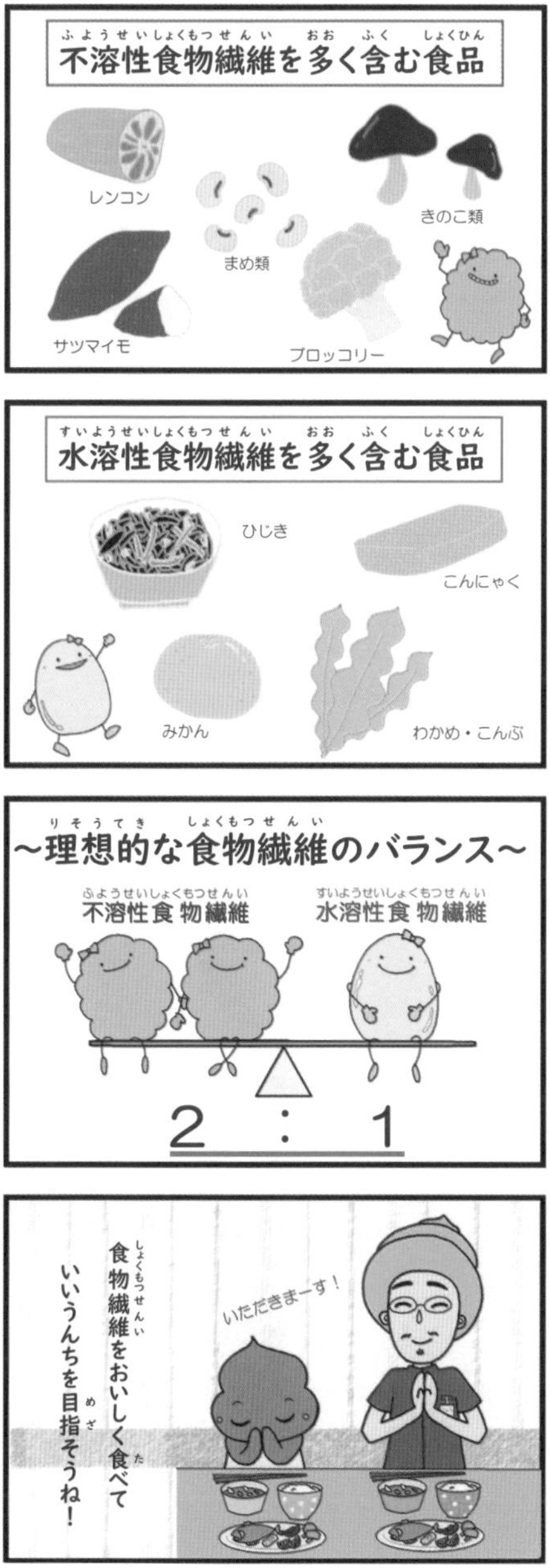
不溶性食物繊維《ふようせいしょくもつせんい》を多《おお》く含《ふく》む食品《しょくひん》
レンコン
まめ類
きのこ類
サツマイモ
ブロッコリー
水溶性食物繊維《すいようせいしょくもつせんい》を多《おお》く含《ふく》む食品《しょくひん》
ひじき
こんにゃく
みかん
わかめ・こんぶ
〜理想的《りそうてき》な食物繊維《しょくもつせんい》のバランス〜
不溶性食物繊維《ふようせいしょくもつせんい》
水溶性食物繊維《すいようせいしょくもつせんい》
2 : 1
いただきまーす！
食物繊維《しょくもつせんい》をおいしく食《た》べて
いいうんちを目指《めざ》そうね！

シンバイオティクスとは

シンバイオティクス

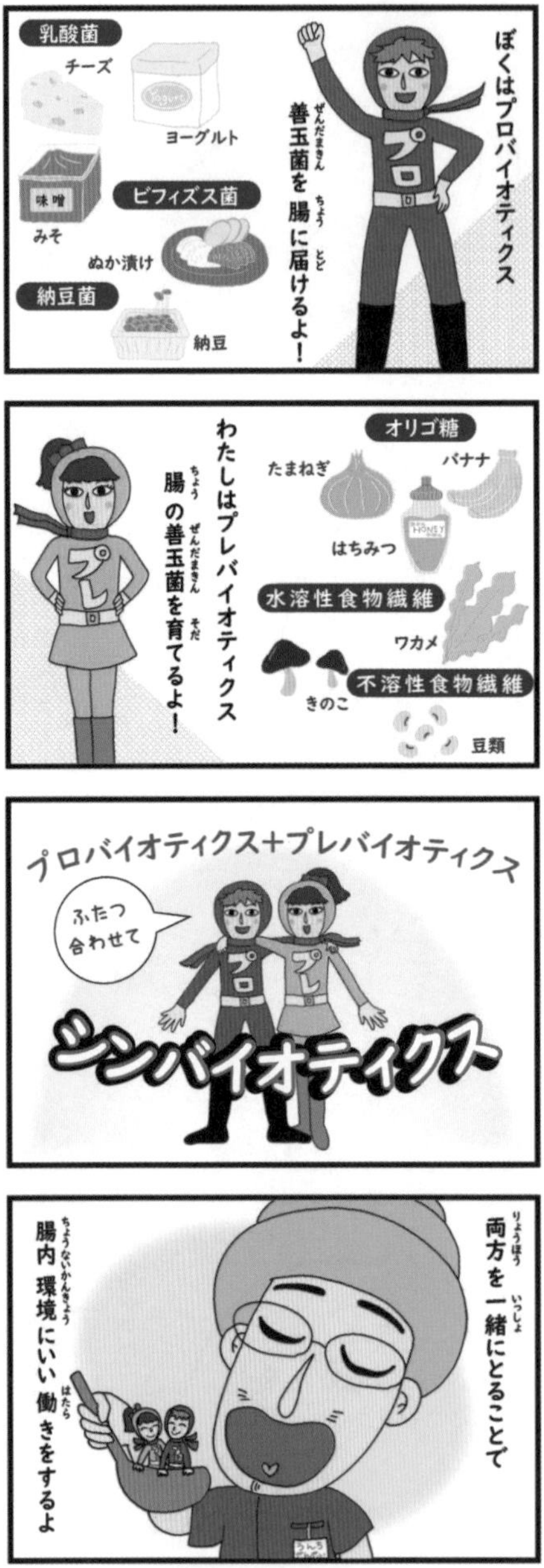
ぼくはプロバイオティクス
善玉菌《ぜんだまきん》を腸《ちょう》に届《とど》けるよ！
乳酸菌
チーズ
ヨーグルト
ビフィズス菌
味噌
みそ
ぬか漬け
納豆菌
納豆
わたしはプレバイオティクス
腸《ちょう》の善玉菌《ぜんだまきん》を育《そだ》てるよ！
オリゴ糖
たまねぎ
バナナ
はちみつ
水溶性食物繊維
ワカメ
不溶性食物繊維
きのこ
豆類
プロバイオティクス＋プレバイオティクス
ふたつ合わせて
シンバイオティクス
両方《りょうほう》を一緒《いっしょ》にとることで
腸内環境《ちょうないかんきょう》にいい働《はたら》きをするよ

プロバイオティクス

「プロバイオティクス」とは、腸内フローラ（腸内細菌叢）のバランスを改善することによって人の健康に好影響を与える微生物のことです。乳酸菌やビフィズス菌などの善玉菌がそうであり、それが多く含まれる発酵食品（ヨーグルトや納豆など）を摂ることで良いうんちを出す効果があります。それ以外にも、免疫を強くしたりアレルギーを起こしにくくなるなどの効果があります。

しかし摂った「善玉菌」は身体の中に留まるわけでなくうんちと一緒に身体の外に出ます。1日1回は発酵食品をとれば腸内環境が良くなり、もともと自分が持っている善玉菌を増やすことができます。

プレバイオティクス

「プレバイオティクス」とは、大腸内の有益な細菌の増殖を促し代謝を活性化することにより、腸内フローラ（腸内細菌叢）に有利な影響を与え人の健康を改善する食品成分のことです。果物や野菜、豆類、きのこ、ハチミツなどに含まれる難消化性オリゴ糖や食物繊維などがそうであり、善玉菌の餌となります。これらを摂取することで「腸を整える」「大腸がんや炎症性腸疾患を予防する」「アレルギーを抑える」「腸の免疫を強くする」などの効果が期待できます。

●シンバイオティクス

プロバイオティクスとプレバイオティクスを一緒に摂ることを「シンバイオティクス」といいます。善玉菌だけでなく、その栄養となるものを一緒に摂ることで効果が強くなります。気をつけてほしいのは、発酵食品や食物繊維なども摂りすぎると逆に腹部膨満感を自覚する（SIBO：小腸内細菌増殖症）こともあるので、注意しましょう。

体にいいからといって偏る食事をすると良くありません。十分な水分量、バランスのいい食事を心がけることが大事です。

腸内フローラとは

腸内《ちょうない》フローラ

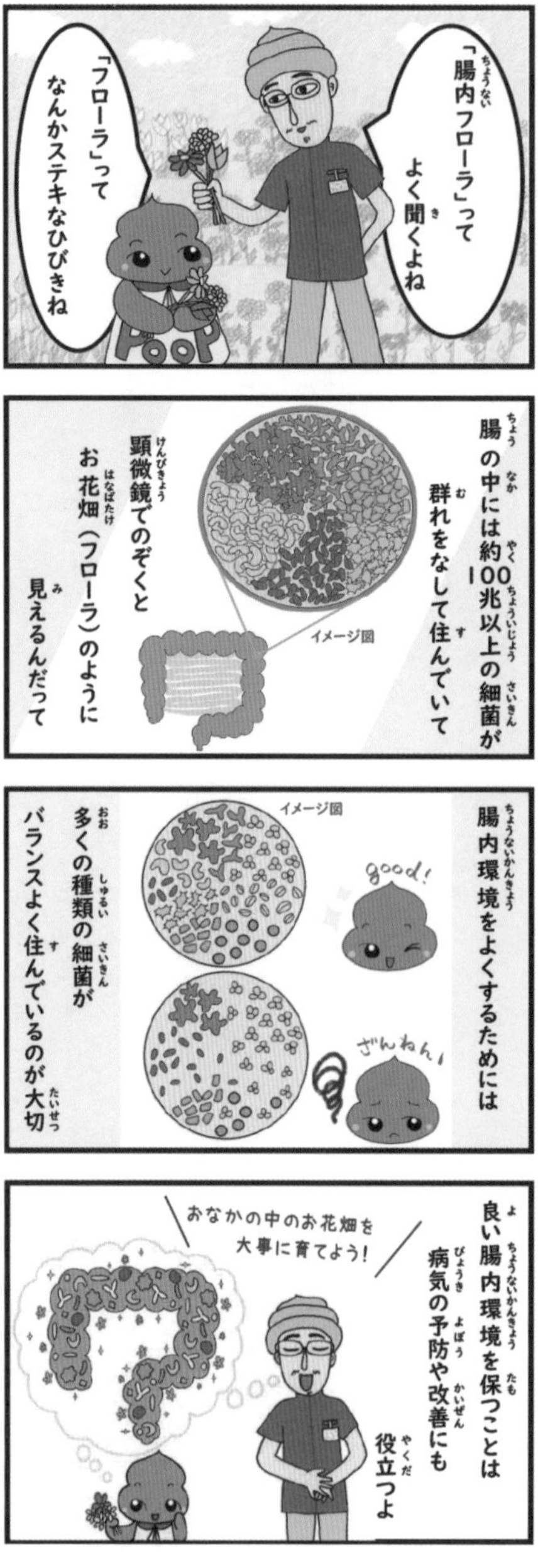
「腸内《ちょうない》フローラ」ってよく聞《き》くよね
「フローラ」ってなんかステキなひびきね
POOP
腸《ちょう》の中《なか》には約《やく》100兆《ちょう》以上《いじょう》の細菌《さいきん》が群《む》れをなして住《す》んでいて
イメージ図
顕微鏡《けんびきょう》でのぞくとお花畑《はなばたけ》（フローラ）のように見《み》えるんだって
腸内環境《ちょうないかんきょう》をよくするためには
good!
ざんねん!
イメージ図
多《おお》くの種類《しゅるい》の細菌《さいきん》がバランスよく住《す》んでいるのが大切《たいせつ》
良《よ》い腸内環境《ちょうないかんきょう》を保《たも》つことは病気《びょうき》の予防《よぼう》や改善《かいぜん》にも役立《やくだ》つよ
おなかの中のお花畑を大事に育てよう!

腸内フローラ（腸内細菌叢）

人の体の中には1000種類以上の多種多様の菌が存在しており、特に腸の中に多いことが知られています。

食べものが通る口の中から大腸までの腸内の細菌は約100兆個以上存在し重さにして約1～2kgにもなります。人の身体は約60兆個の細胞でできていますが、それ以上の細菌が一緒に生きているんです。人と細菌は切っても切れない仲なんです。

細菌をいやなものと思いがちですが、うまく付き合うことが大事ですよ。

腸内細菌はどこから来るの？

腸の粘膜を顕微鏡でみると細菌が群れをなして存在しており「お花畑（英語でflora)」のように見えることから「腸内フローラ（腸内細菌叢）」と呼ばれています。では腸内細菌がどこから来るのかみなさんは知っていますか？

実は生まれる直前の胎児には細菌がほとんどいない状態です。細菌がいつ入ってくるのかは諸説ありますが、生まれる時に産道を通り、その際に母親の膣内細菌や腸内細菌を受け継ぐと言われています。

そこから授乳が始まると善玉菌の一つである「ビフィズス菌」が腸の中で増えはじめ、3歳ぐらいで腸内環境が決まってくるんです。

年を取ってくると「ビフィズス菌」は減少し、悪玉菌のひとつである「ウェルシュ菌」が増えるようになり、腸内環境が悪くなりやすくなります。

腸内細菌の働き

腸内細菌の働きとして、

①酢酸や酪酸などといった「短鎖脂肪酸の産生」

②幸せホルモンといわれる「セロトニンの産生」

③「ビタミンの産生」
④有害な菌の増殖を抑えたり体内に入ってくるのを防ぐといった「感染の防御」
⑤アレルギーなどを抑える「免疫機能の調整」
などいろいろとあげられます。

●腸内細菌の多様性

よい腸内環境には多くの種類の細菌が存在しバランスが良いことが必要であり、これを「多様性」といいます。

細菌の種類が減りバランスが崩れて「多様性」が失われた状態を「ディスバイオーシス」といいます。「ディスバイオーシス」は、肥満、糖尿病、非アルコール性脂肪性肝炎（NASH）、自己免疫性疾患、自閉症、大腸がんなど様々な疾患と関連があると言われています。

ディスバイオーシスと病気

炎症腸疾患（潰瘍性大腸炎やクローン病など）
過敏性腸症候群（IBS）
肥満・糖尿病
非アルコール性脂肪性肝硬変（NASH）
自己免疫性疾患・アレルギー
自閉症スペクトラム障害（ASD）
高血圧・動脈硬化
神経疾患・悪性腫瘍
など

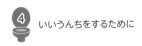

●FODMAP

FODMAPは、Fermentable（発酵性）、Oligosaccharides（オリゴ糖）、Disaccharides（二糖類）、Monosaccharides（単糖類）、And、Polyols（糖アルコール）の頭文字から付けられています。これは小腸で消化吸収されず大腸での発酵性を持っている糖類（短鎖炭水化物）の総称となります。

高FODMAP食とはFODMAPが多く含まれている食材が使われているものであり、一般的には腸に良いとされています。しかし摂りすぎることによって腹部膨満感や腹痛、便通異常（便秘や下痢）が起きることがあります。逆にそういったお腹の症状がある人（過敏性腸症候群など）は低FODMAP食を摂ると症状が押さえられるかもしれません。とはいえ、体にあった食材というものは人それぞれです。いろいろな食材を摂って自分に合った食材を見つけていきましょう。

	高FODMAP食	低FODMAP食
穀類	パン、ピザ、トウモロコシ ラーメン、お好み焼き うどん、そうめん　など	米、玄米、そば タピオカ・オートミール ビーフン　など
野菜・イモ類	ごぼう、豆類、納豆 キムチ、ゴーヤ、玉ねぎ さつまいも　など	トマト・ピーマン・人参 なす・生姜・ほうれん草 白菜・ジャガイモ　など
肉類	ソーセージ　など	肉・ハム・ベーコン 魚・卵　など
乳製品	牛乳、プロセスチーズ クリームチーズ、プリン アイスクリーム　など	バター・マーガリン カマンベールチーズ モッツァレラチーズ　など
果物	リンゴ、すいか、もも プルーン、マンゴー、柿 グレープフルーツ　など	バナナ・イチゴ・ぶどう みかん・レモン・ライム キウイ　など

腹部マッサージと運動

いいうんちのツボ

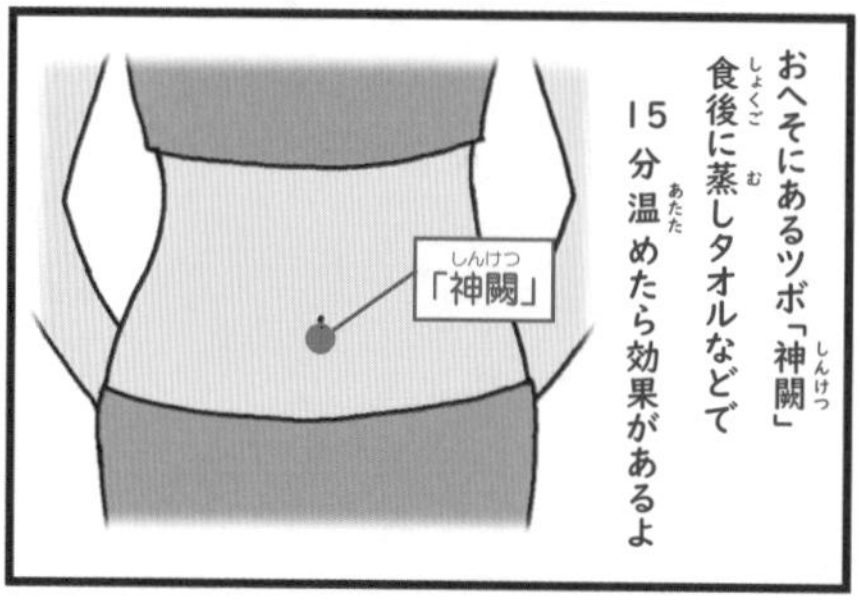
おへそにあるツボ「神闕《しんけつ》」
食後《しょくご》に蒸《む》しタオルなどで
15分温《あたた》めたら効果があるよ
「神闕《しんけつ》」

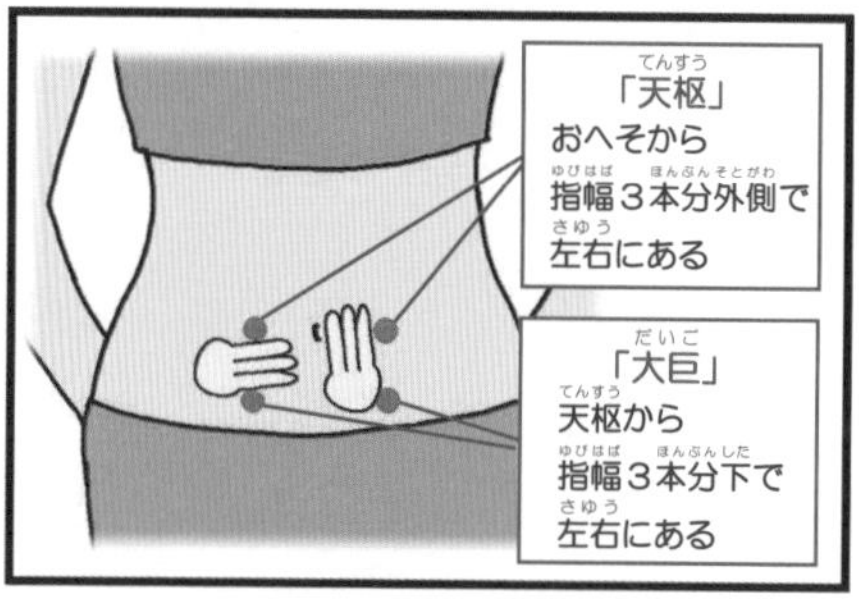
「天枢《てんすう》」
おへそから
指幅《ゆびはば》3本分《ほんぶん》外側《そとがわ》で
左右《さゆう》にある
「大巨《だいこ》」
天枢《てんすう》から
指幅《ゆびはば》3本分下《ほんぶんした》で
左右《さゆう》にある

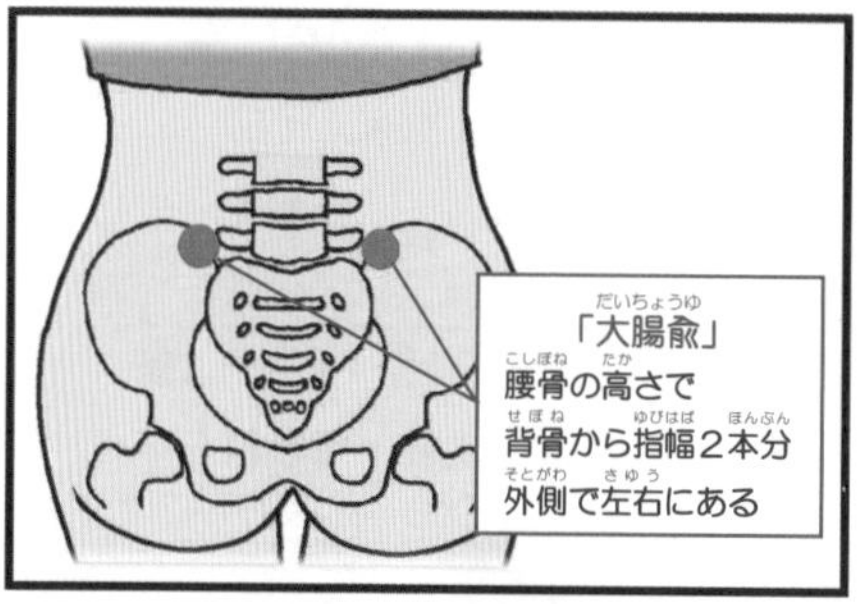
「大腸兪《だいちょうゆ》」
腰骨《こしぼね》の高《たか》さで
背骨《せぼね》から指幅《ゆびはば》2本分《ほんぶん》
外側《そとがわ》で左右《さゆう》にある

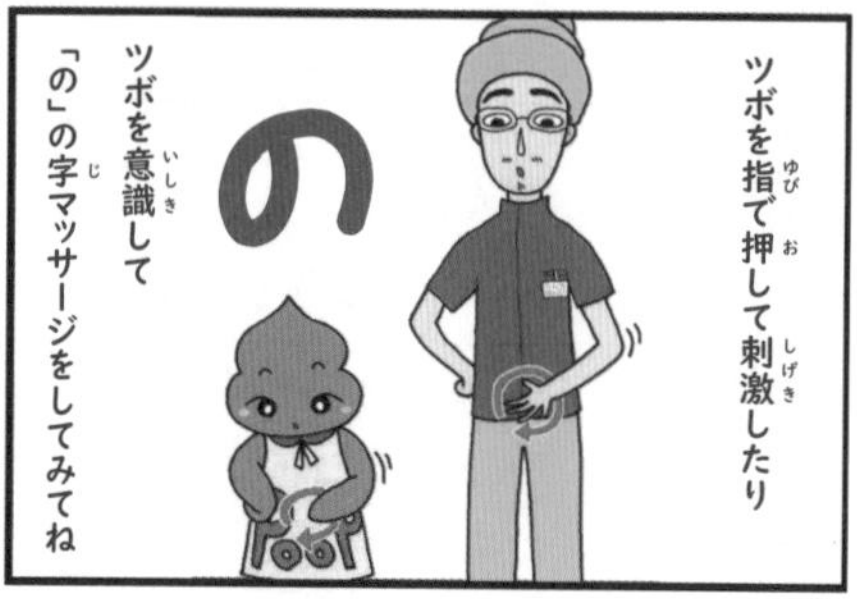
ツボを指《ゆび》で押《お》して刺激《しげき》したり
の
ツボを意識《いしき》して
「の」の字《じ》マッサージをしてみてね

●腹部マッサージ

昔より大腸の流れに沿って「の」の字マッサージが行われてきましたが、温めるぐらいの効果と思います。ではどのようにマッサージしたら、より効果が期待できるでしょうか？

　お腹には、天枢《てんすう》・大巨《だいご》といった便通に効果のあるツボがあります。天枢《てんすう》は、おへそから指の幅3本分外側の左右にあります。大巨《だいご》は天枢《てんすう》より指の幅3本分下の左右にあります。それを意識してそのツボを押しながら「の」の字を描くようにマッサージすると良いでしょう。またへその中央には神闕《しんけつ》があり、ホットパックや蒸しタオルなどで食後に15分間温めることでも効果があります。背中にも大腸《だいちょう》兪《ゆ》というツボがあります。大腸兪《だいちょうゆ》は腰骨の高さで背骨より指の幅2本分外側の左右にあります。このツボを食後にぐりぐりと刺激しましょう。

●うんちが出やすくなる体操をしよう

座りっぱなしや運動不足は大腸がんのリスクが上がることを知っていますか？　当然排便も悪くなるので、1日15分程度を目安に運動しましょう。ゆっくりとした呼吸でできるウォーキングなどの運動や体操を行いましょう。腹式呼吸や足上げ、体をねじるようなストレッチなどは寝たままでもできて、便通には効果的です。

　立って行う運動（ウォーキング・スクワット・踵上げなど）や寝て行う運動（体ひねり運動・膝抱え運動・腹式呼吸など）、座って行う運動（体ひねり運動・体を倒す運動など）を次のページから紹介しています。すべてをする必要はありません。今の自分ができる運動を選んで毎日やってみましょう。「継続は力なり」ですよ！

体ひねり運動

目標 10 回

この体操はお腹の横の筋肉を鍛えることが期待でき、腸を刺激するために重要な運動です。

STEP 1

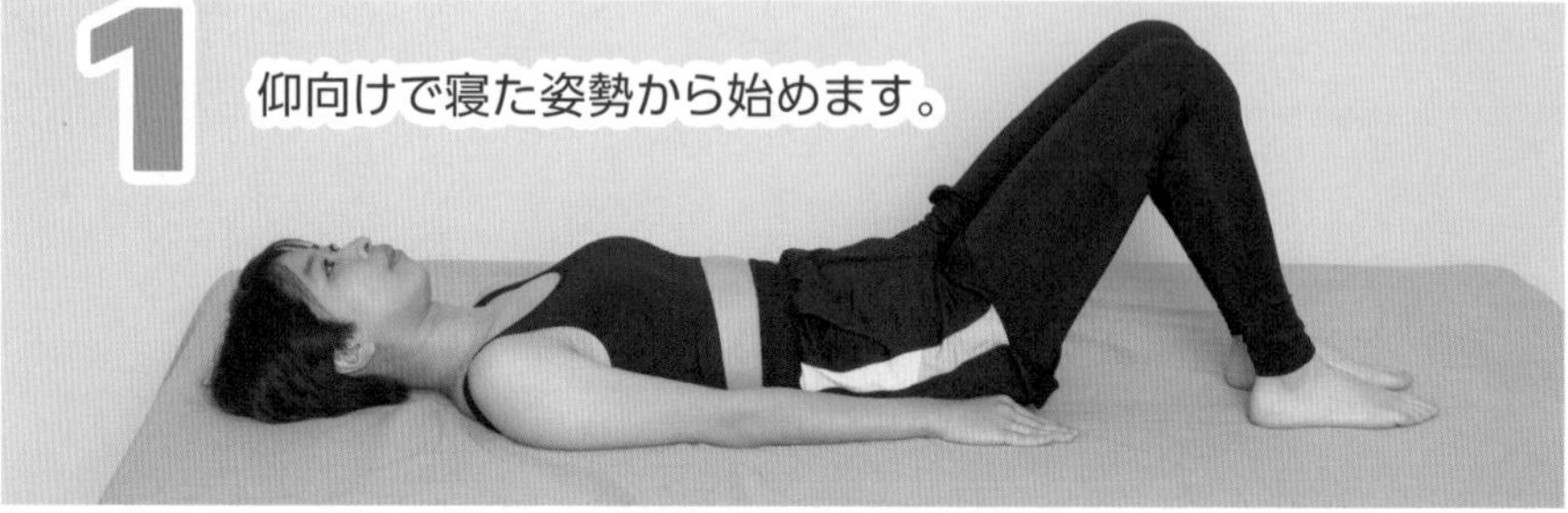

仰向けで寝た姿勢から始めます。

STEP 2

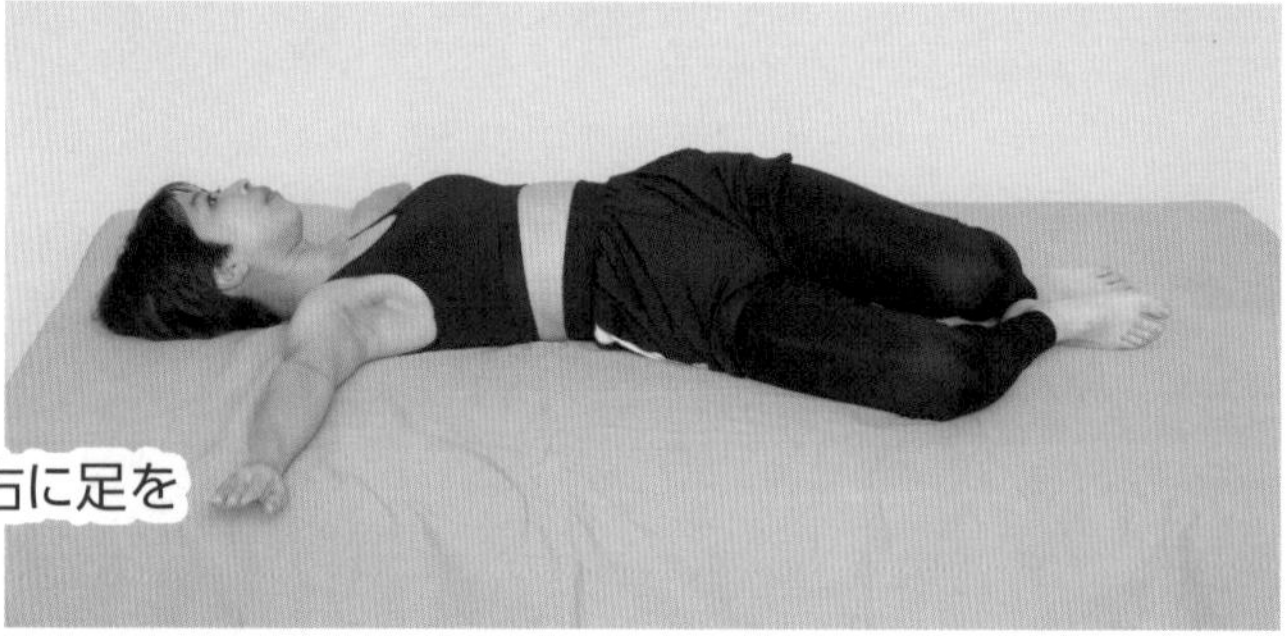

両膝を立てて、左右に足を倒していきます。

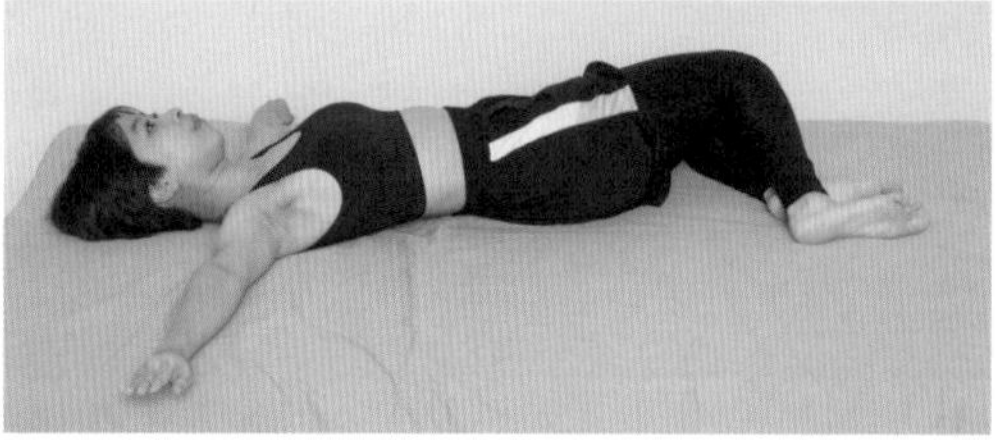

STEP 3

ゆっくりと 10 回行ってみましょう。

POINT

体をひねる時、肩が床から離れないよう、腰から下だけをひねるようにしてみてください。

膝抱え運動

目標10回

膝を抱え込むことで腹筋を鍛え、便を出す時に踏ん張ったりするために役立ちます。さらに腰やお尻のストレッチにもなります。

STEP 1

仰向けで寝た姿勢から始めます。

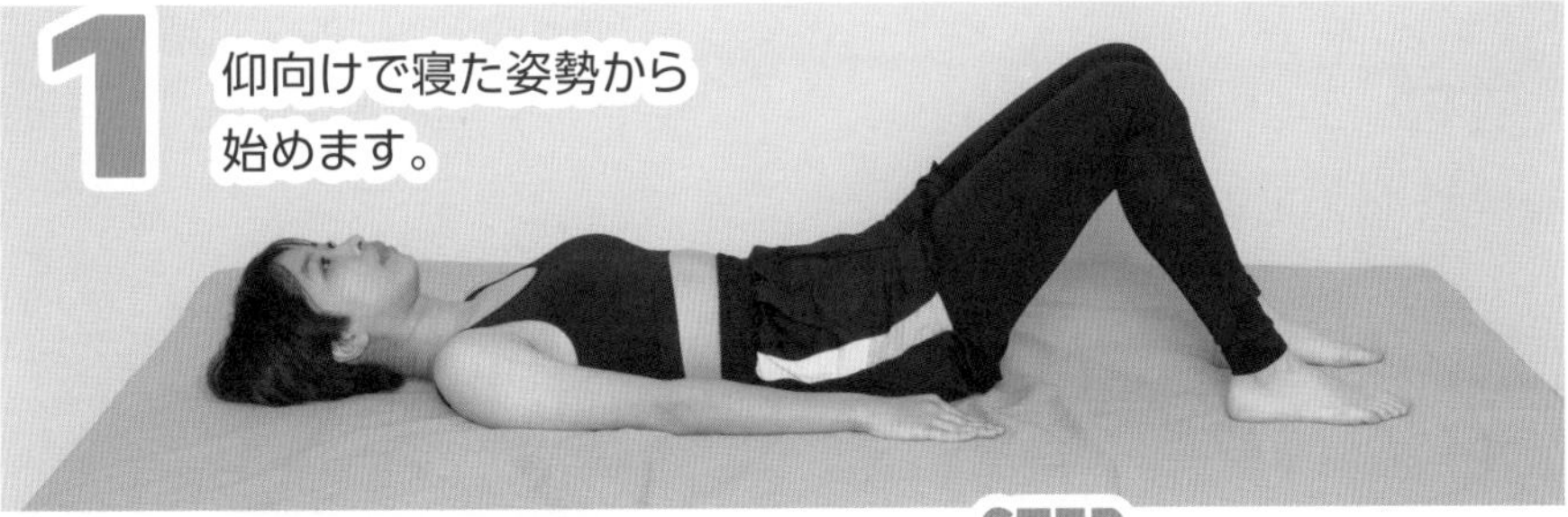

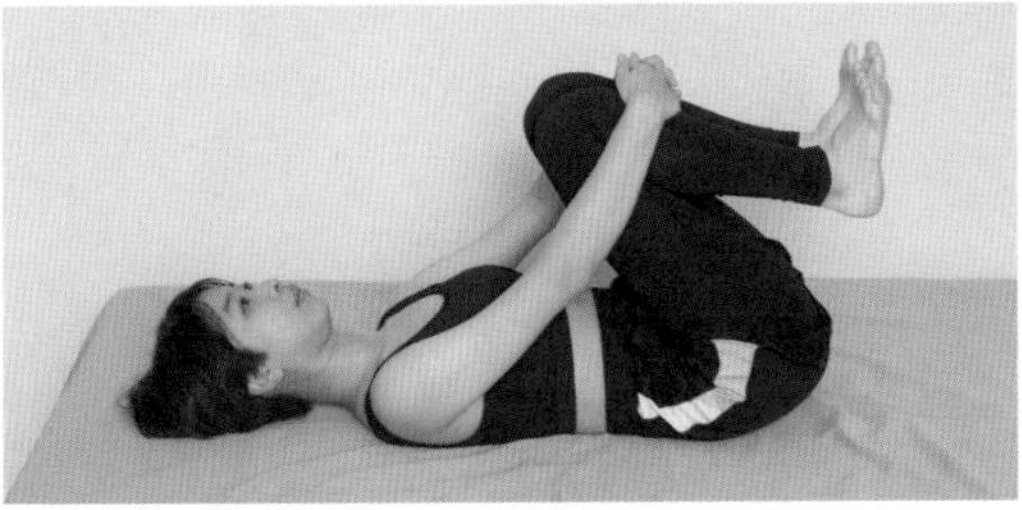

STEP 2

息を吐きながら両膝を抱え、膝が胸に近づけるようにしていきます。

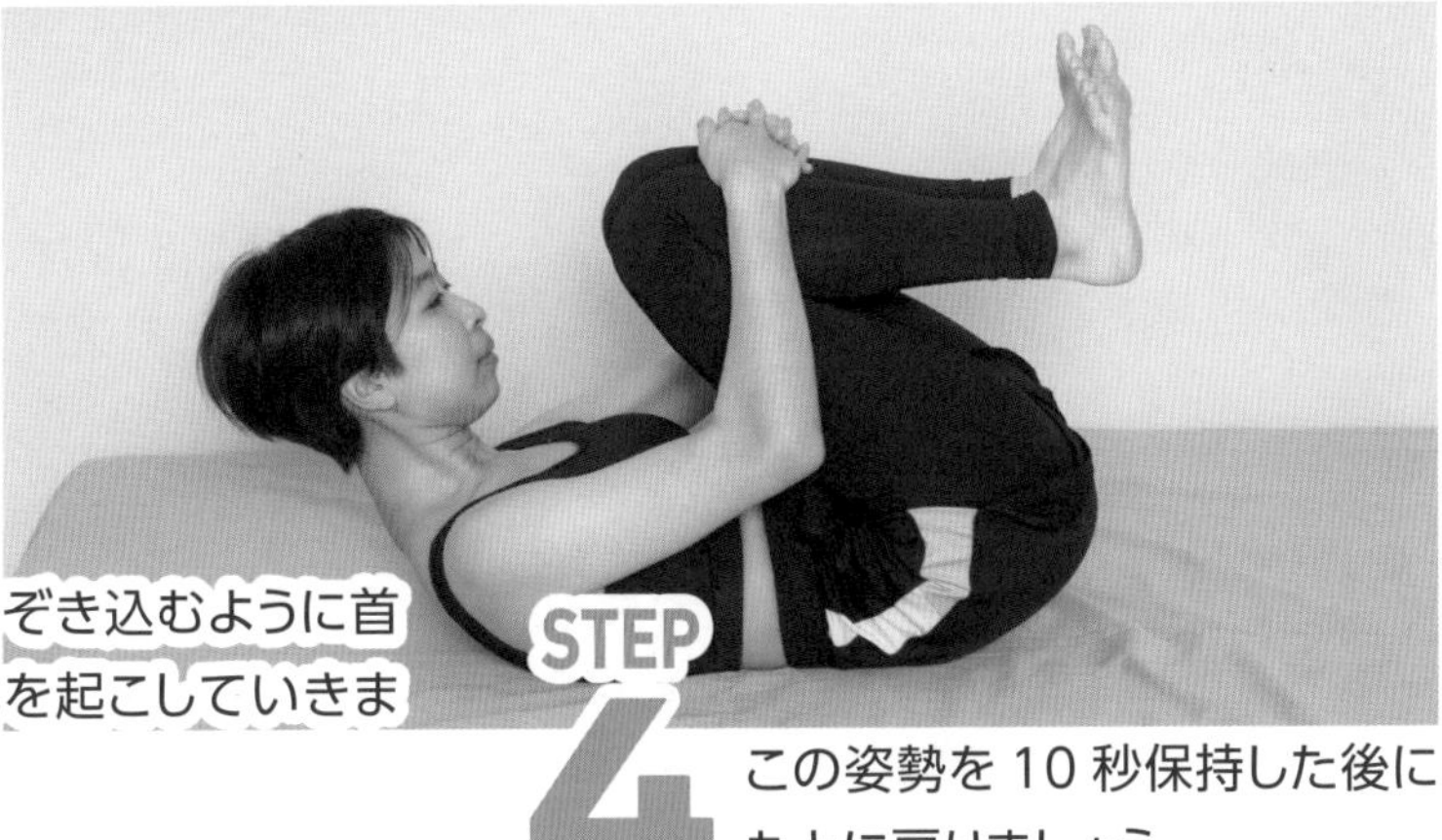

STEP 3

おへそをのぞき込むように首を曲げ上体を起こしていきましょう。

STEP 4

この姿勢を10秒保持した後にもとに戻りましょう。

腹式呼吸

目標 5～10 回

この運動はお腹の深層部にある筋肉(骨盤底筋)を鍛えることができます。骨盤底筋は内臓をハンモックのように支え、排便にも大きく影響します。骨盤底筋を鍛えて排便の改善に繋げていきましょう。

STEP 1

仰向けで寝た姿勢から始めます。

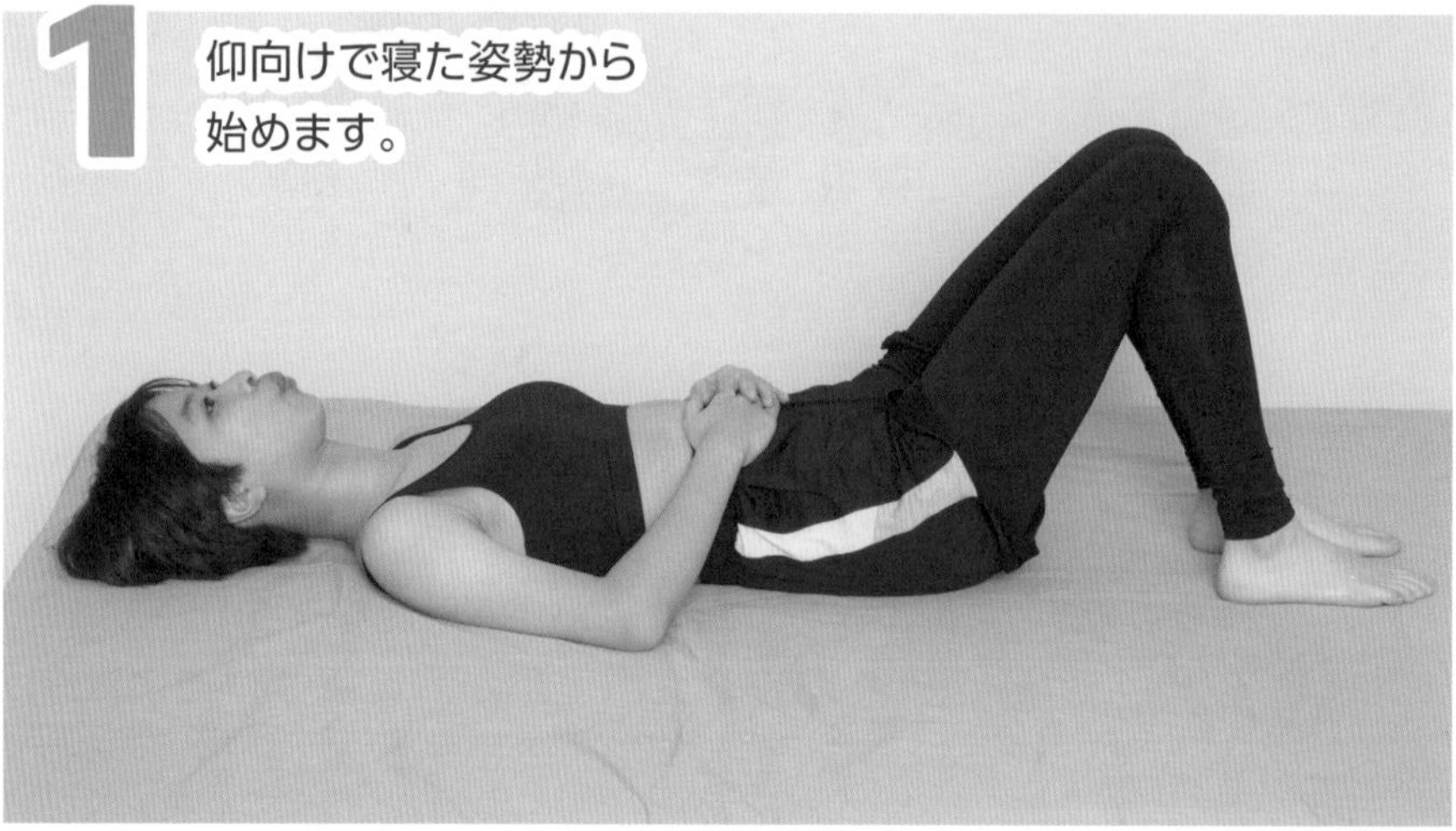

STEP 2

まず 4 秒かけて息を吸います。

STEP 3

ゆっくりと 8 秒かけて息を吐いていき、お腹をへこませていきます。

POINT

なるべく息を全て吐ききることがポイントで、お腹をへこませることができているかを確認するため、手をお腹の上に添えておくと分かりやすいでしょう。

バランスボールトレーニング

骨盤の前傾、後傾の動きに関わる筋肉を鍛えます。

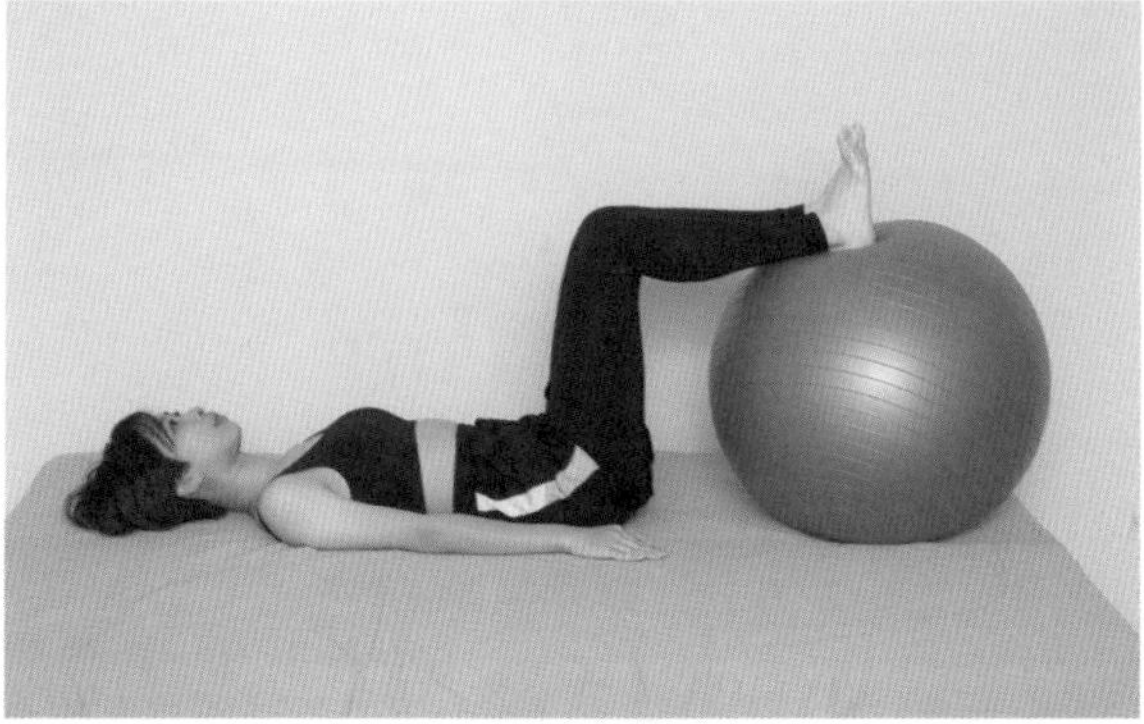

STEP 1

仰向けになり、バランスボールの上に両足を置きます。

STEP 2

膝を 90 度くらい曲げた状態にします。

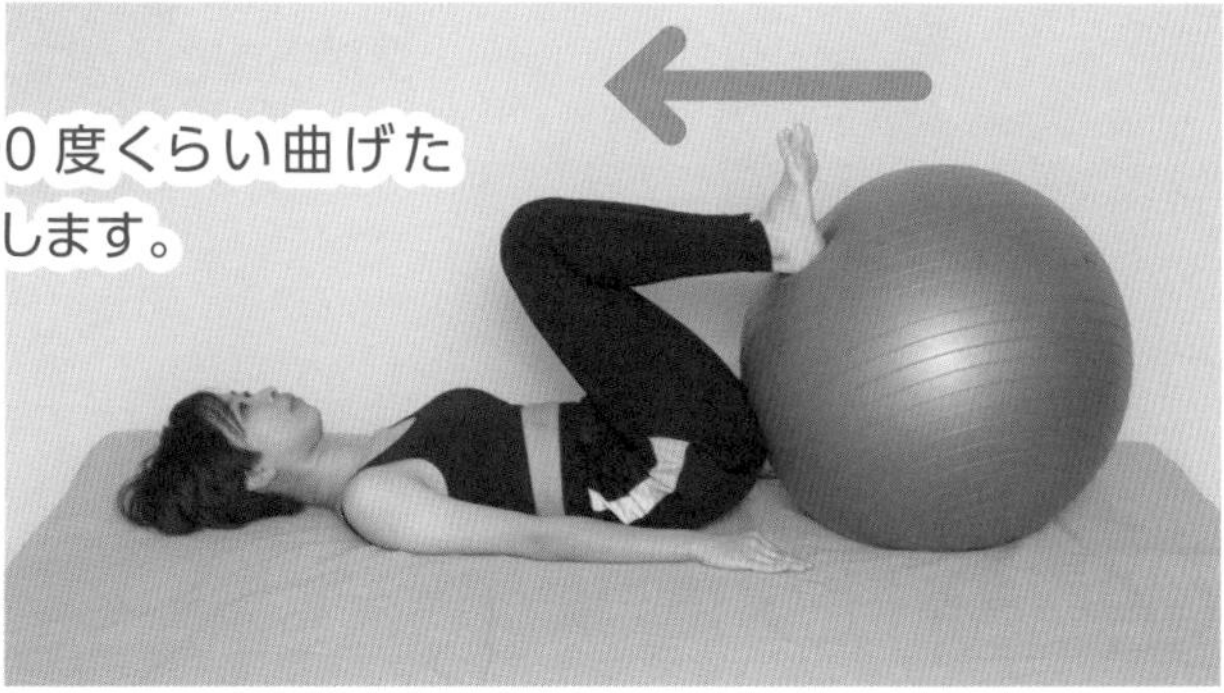

STEP 3

呼吸は止めないようにして、ゆっくり膝を曲げ、ボールを体の中心に近づけるようにします。

STEP 4

前後方向に 10 回、ゆっくり動かします。

POINT

膝を 90 度に曲げましょう

体ひねり運動

目標 10 回

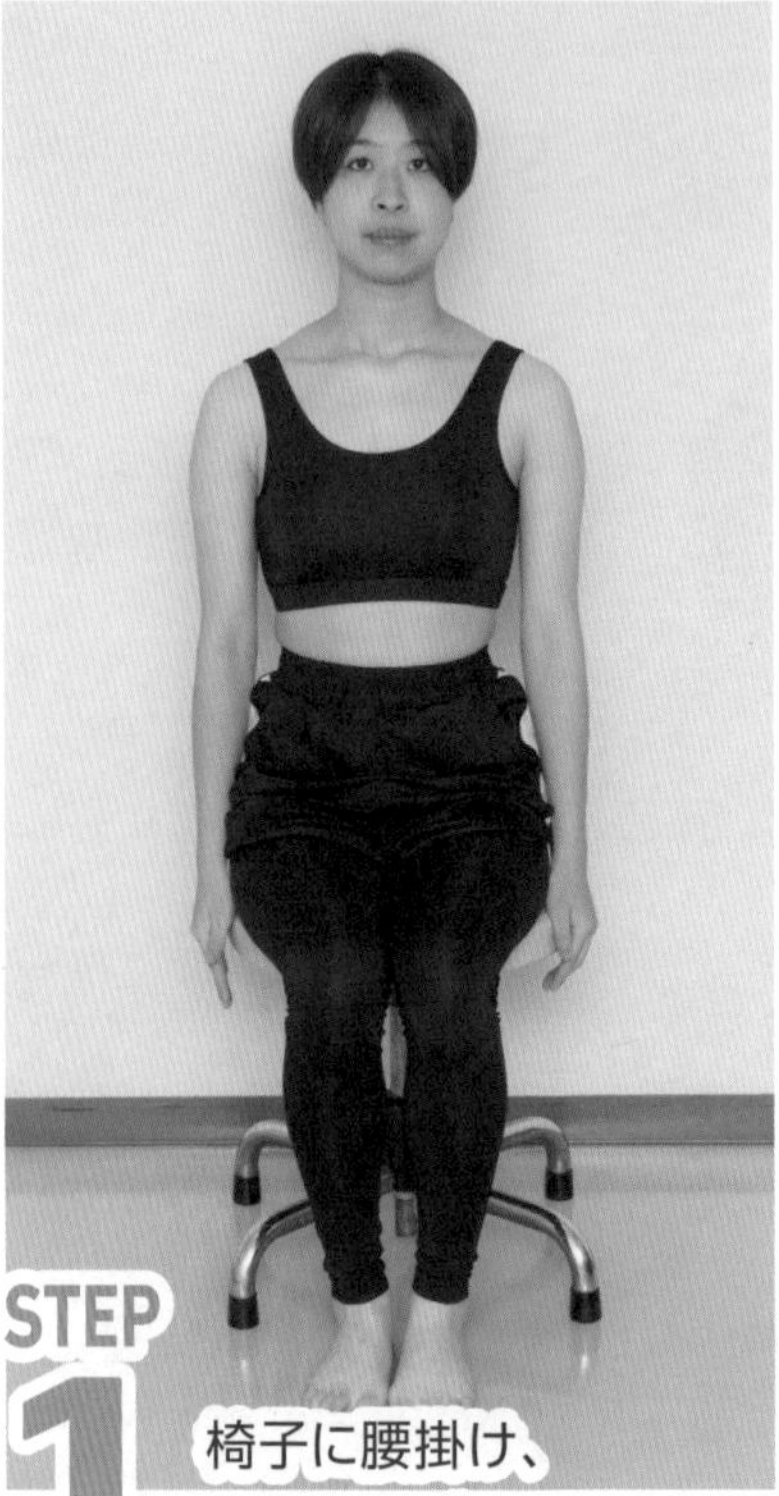

STEP 1

椅子に腰掛け、
背筋を伸ばします。

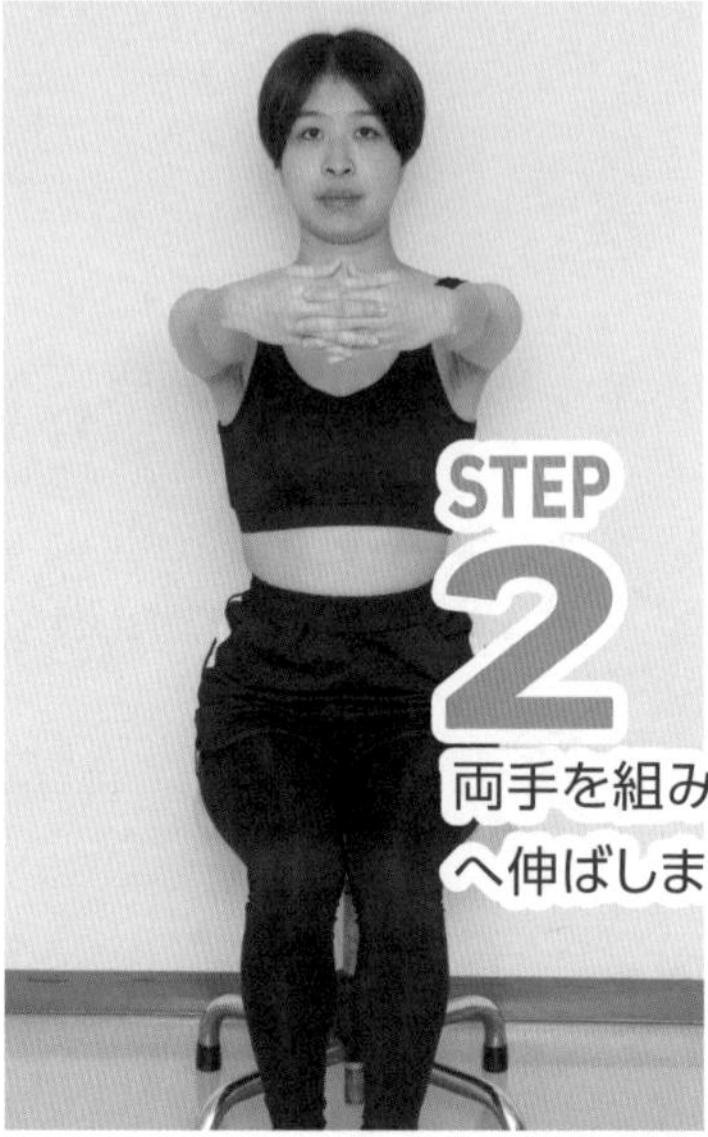

STEP 2

両手を組み、胸の前
へ伸ばします。

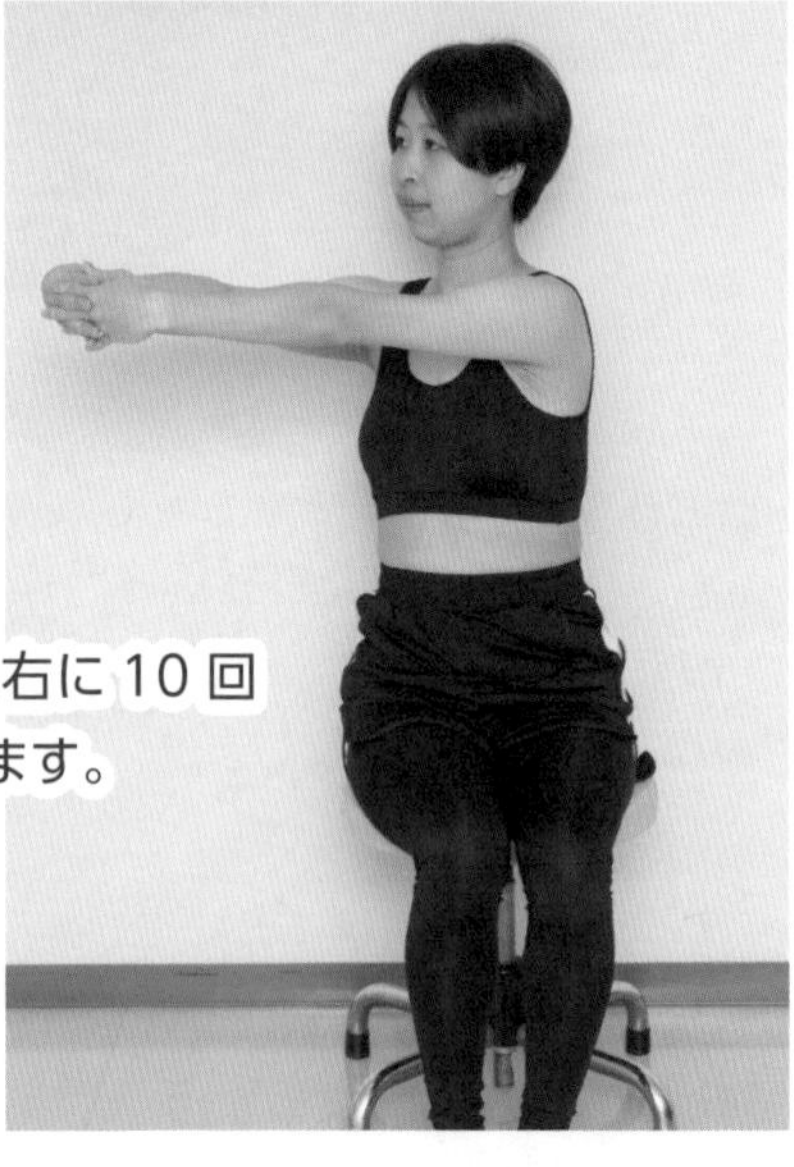

STEP 3

そのまま左右に 10 回
体をひねります。

|POINT|

この時もしっかり背すじを伸ばして
行いましょう。

体を倒す運動

目標10回

脇腹を伸ばすことで、腸を刺激して活発にする運動です。

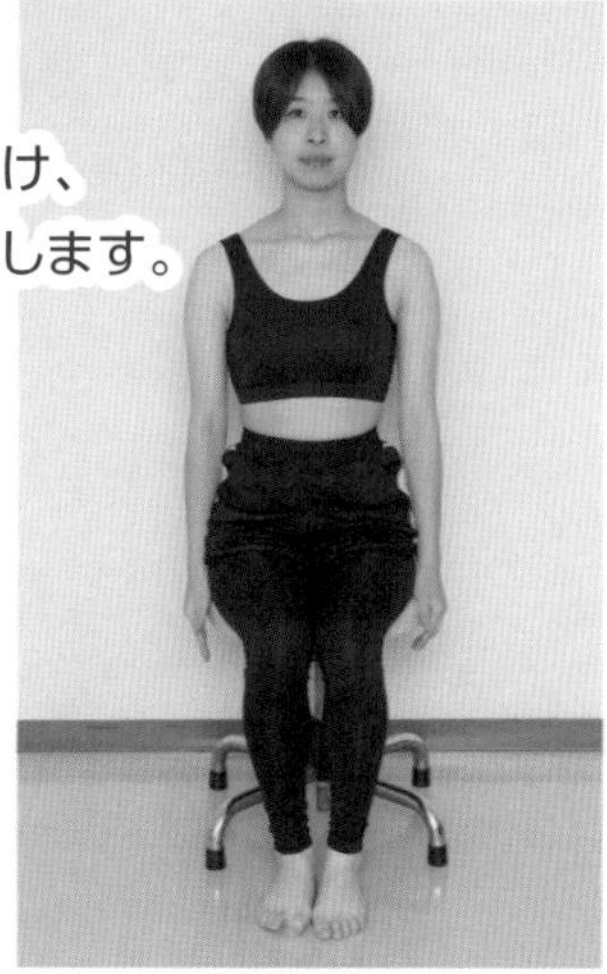

STEP 1

椅子に腰掛け、
背筋を伸ばします。

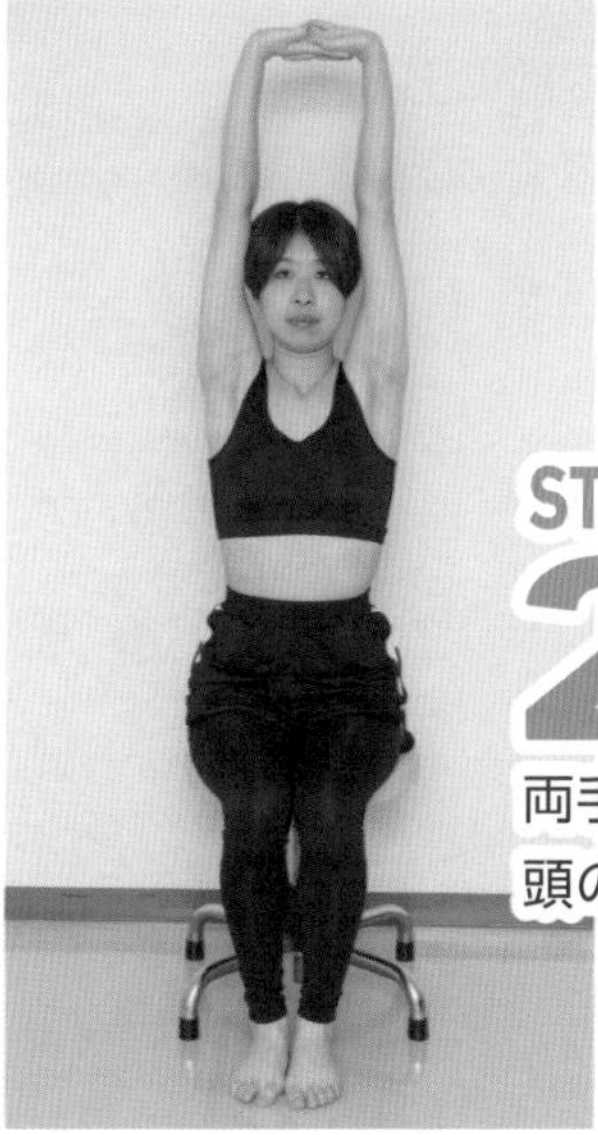

STEP 2

両手を組み、
頭の上に伸ばします。

STEP 3

そのまま左右に10回
上体を倒していきます。

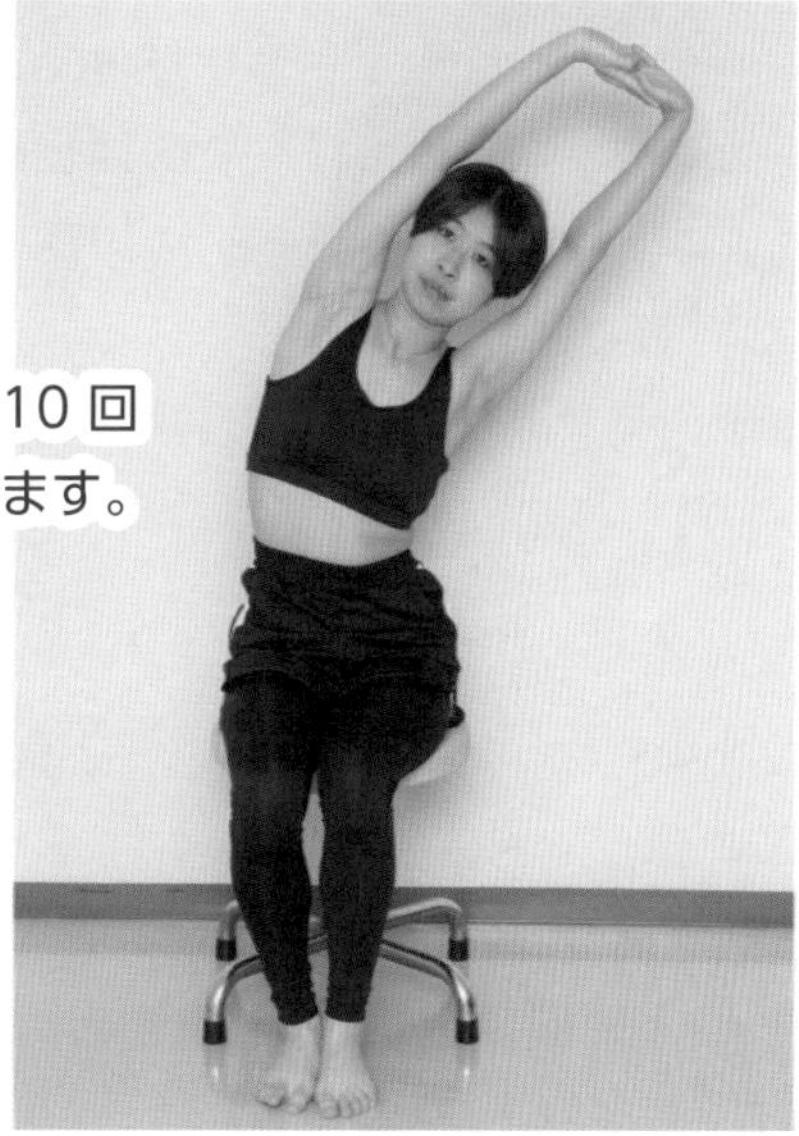

POINT

背中が丸くなっていると腸も動きづらいので、背筋は伸ばしておきましょう。息を吐きながら上体を倒し、吸いながら体を戻しましょう。

膝裏伸ばし

ハムストリングス（半膜様筋、半腱様筋、大腿二頭筋）を伸ばします。

STEP 1

椅子に腰掛けます。右膝は伸ばして前に出し、手は腰にあてつま先は上に向けます。反対側の左足は曲げたままです。

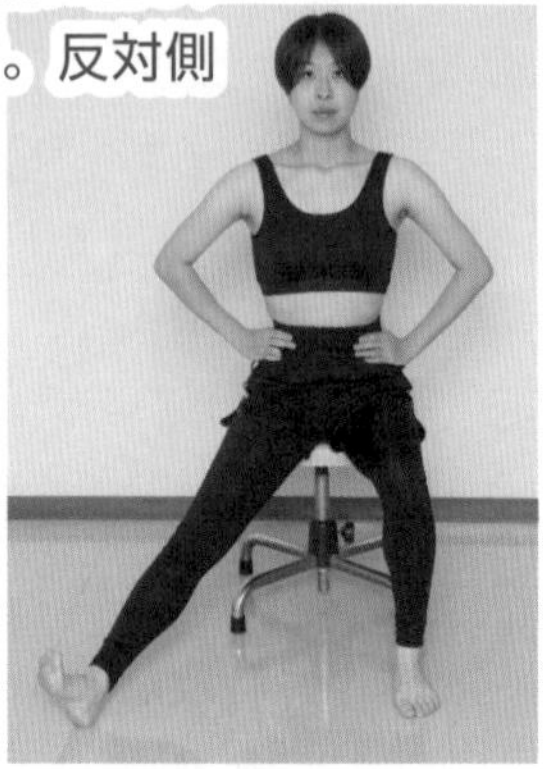

STEP 2

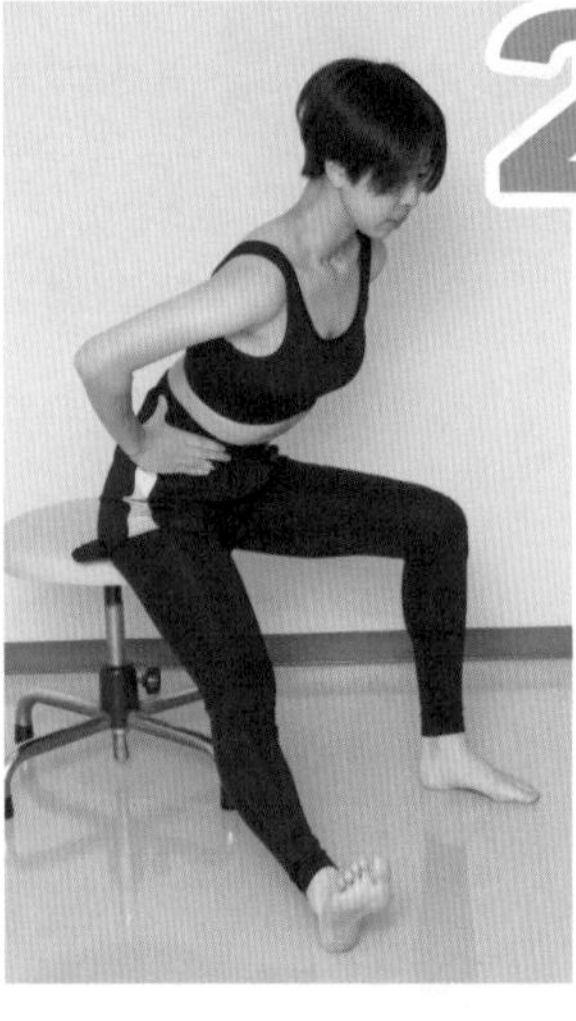

つま先を上に向けたまま、体を前に倒します。右膝裏が伸びていることを確認しながら、10 秒くらい呼吸は止めずにゆっくり行いましょう。

STEP 3

次に左足も同様に行いましょう。

STEP 4

10 回を 1 セットとして 1 日に 2 回行いましょう。

POINT

背筋を伸ばしたまま体を倒し、膝裏をしっかり伸ばしましょう。

腿上げキープ

排便時の適切な腹圧につなげることができ、姿勢の保持にも効果的です。

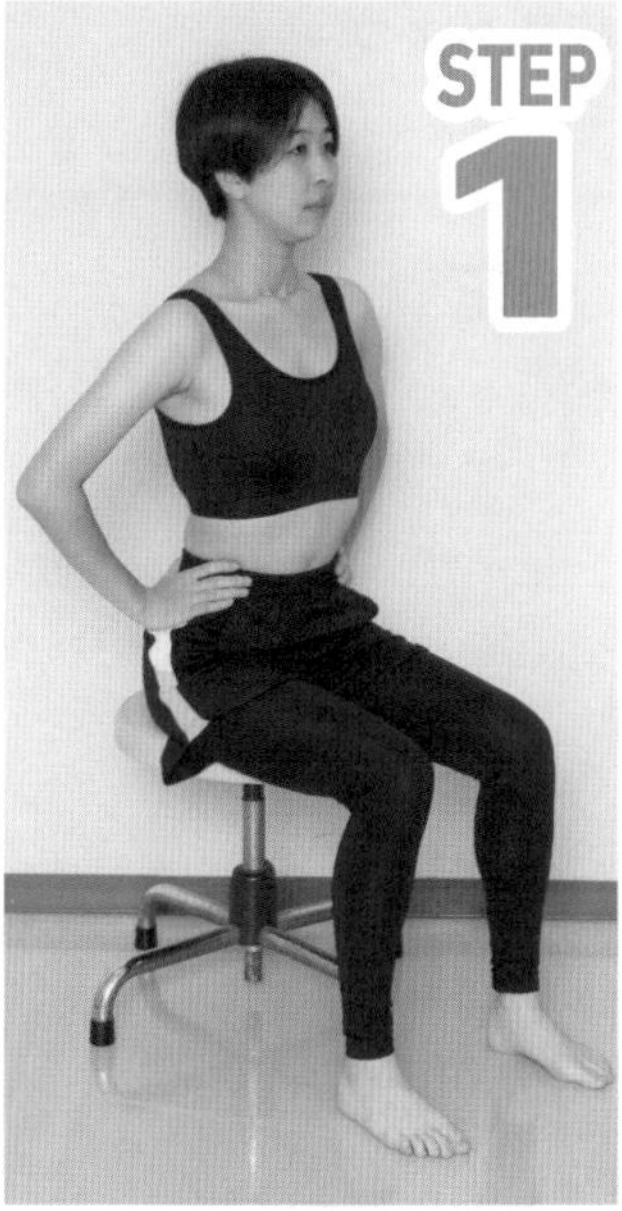

STEP 1

椅子に腰掛け、鼻から息を吸って、おなかがへこむように息を吐ききったら、運動開始の姿勢です。呼吸はゆっくり続けましょう。

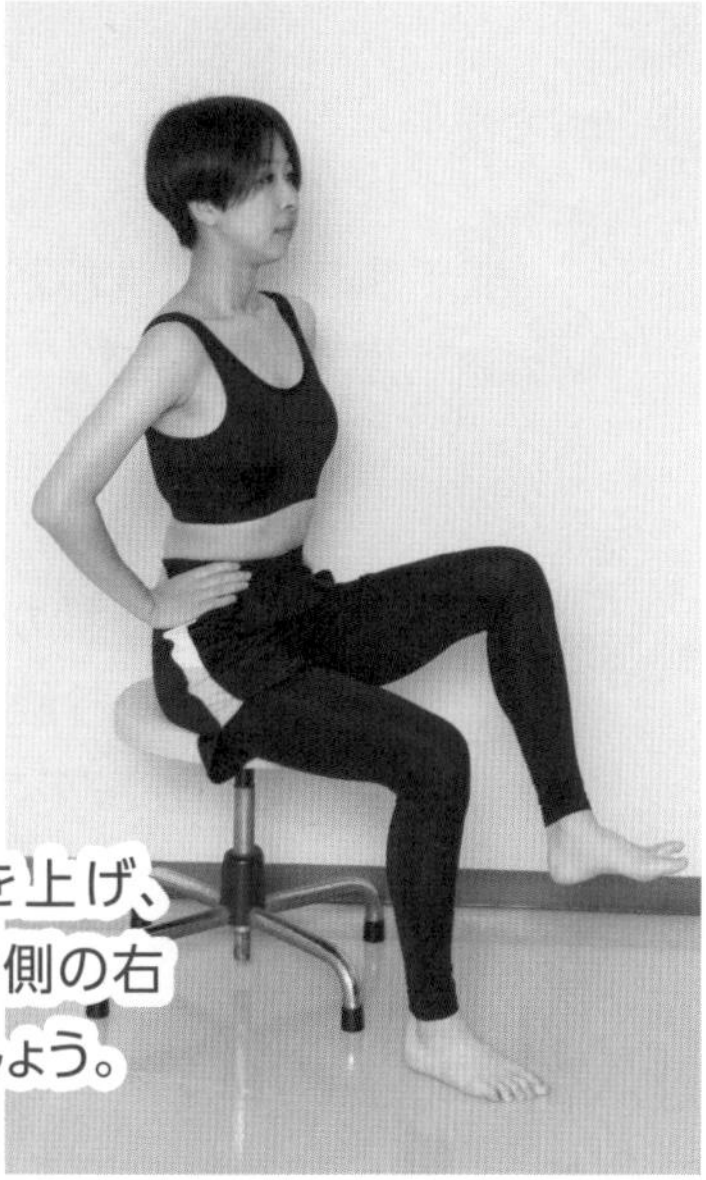

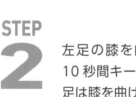

STEP 2

左足の膝を曲げたまま腿を上げ、10 秒間キープします。反対側の右足は膝を曲げて床につけましょう。

STEP 3

10 回を 1 セットとして 1 日に 2 回行いましょう。

|POINT|

姿勢をキープしたまま腿を上げましょう。

腹式呼吸

目標 5 ~ 10 回

この運動はお腹の深層部にある筋肉 (骨盤底筋) を鍛えることができます。骨盤底筋は内臓をハンモックのように支え、排便にも大きく影響します。骨盤底筋を鍛えて排便の改善に繋げていきましょう。

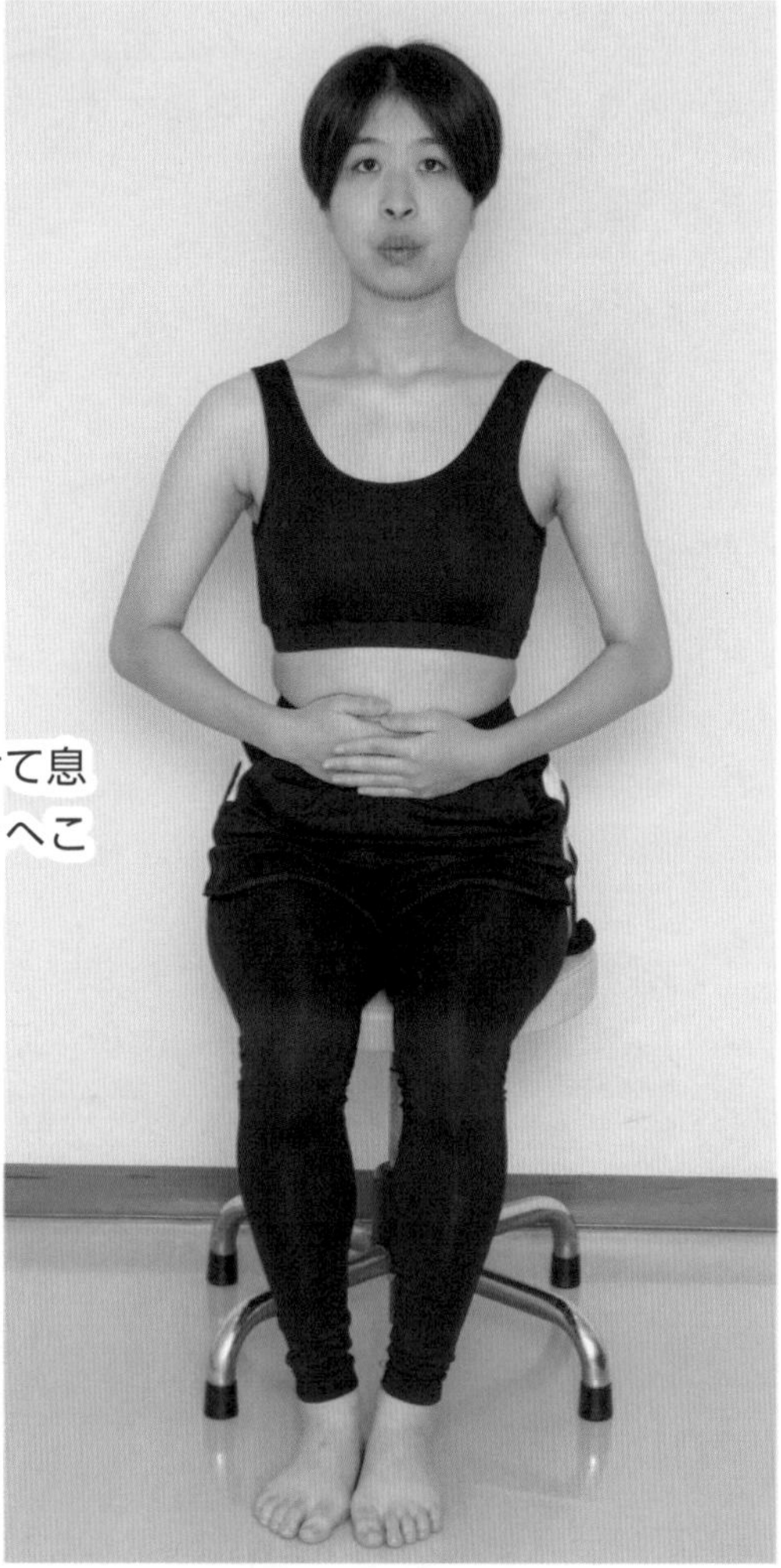

STEP 1

椅子に腰掛け、背筋を伸ばします。

STEP 2

まず 4 秒かけて息を吸います。

STEP 3

ゆっくりと 8 秒かけて息を吐いて、お腹をへこませていきます。

POINT

なるべく息を全て吐ききることがポイントで、お腹をへこませることができているかを確認するため、手をお腹の上に添えておくと分かりやすいでしょう。

スクワット

目標 10 回

大きな筋肉を使うことにより、血流が促進し、腹圧の向上、
蠕動運動（腸の動き）の亢進が期待できます。

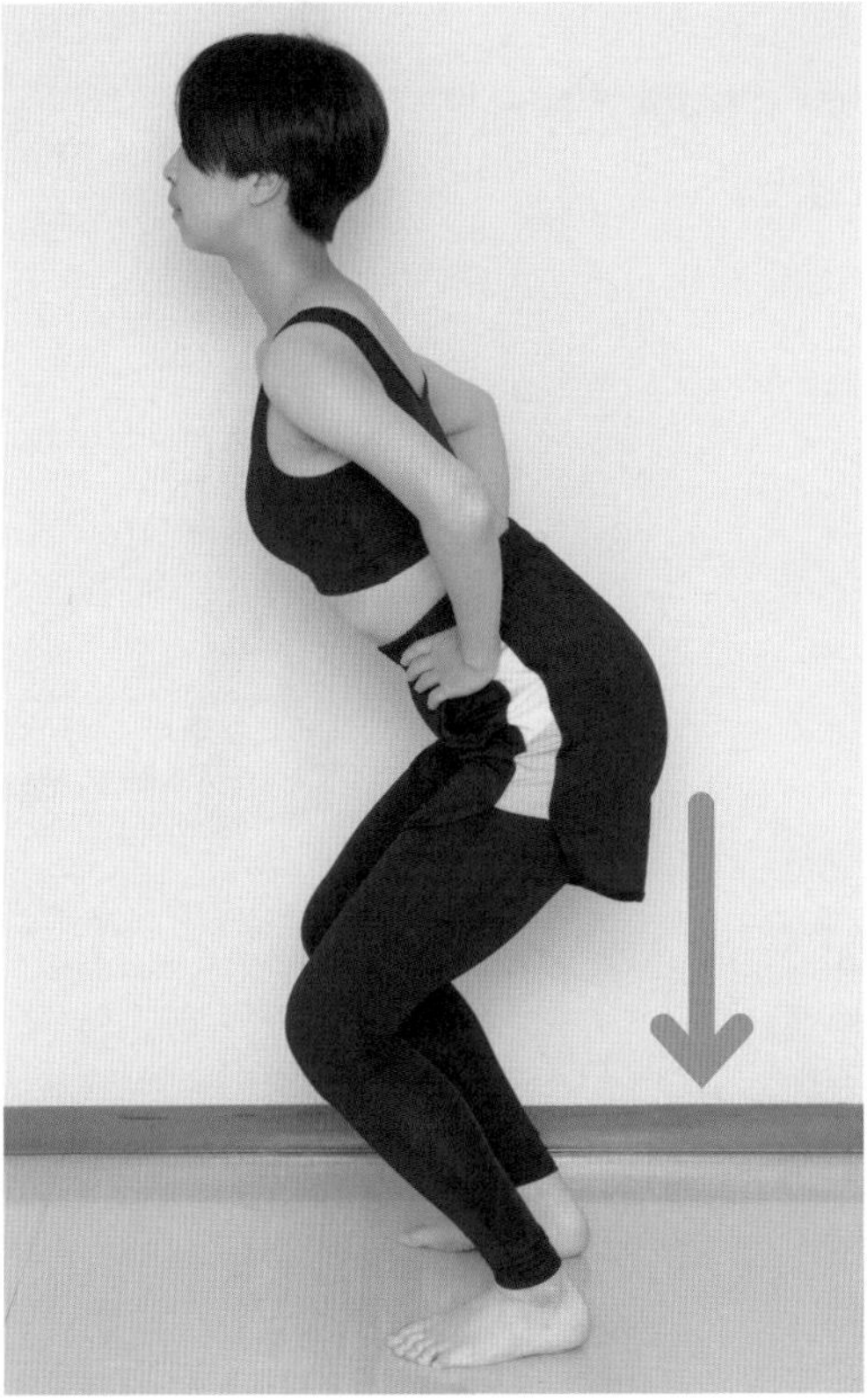

STEP 1
足を肩幅に広げましょう。

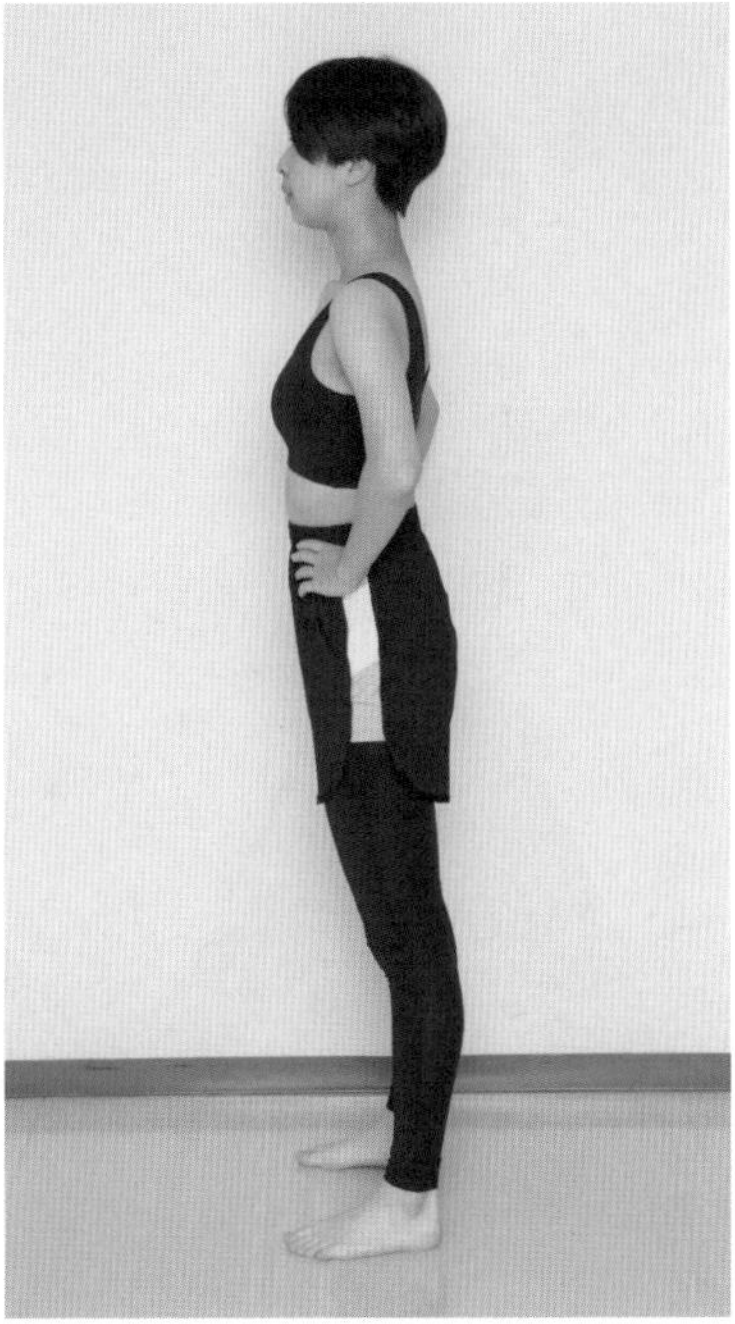

STEP 2
膝が痛くない程度にゆっくり息を吐きながら腰を下げましょう。

STEP 3
息を吸いながら腰を上げていきましょう。

ランジ動作

目標10回

大きな筋肉を使うことにより、血流が促進し、腹圧の向上、蠕動運動（腸の動き）の亢進が期待できます。

STEP 1
足を閉じて、気をつけ（直立不動）の姿勢をとりましょう。

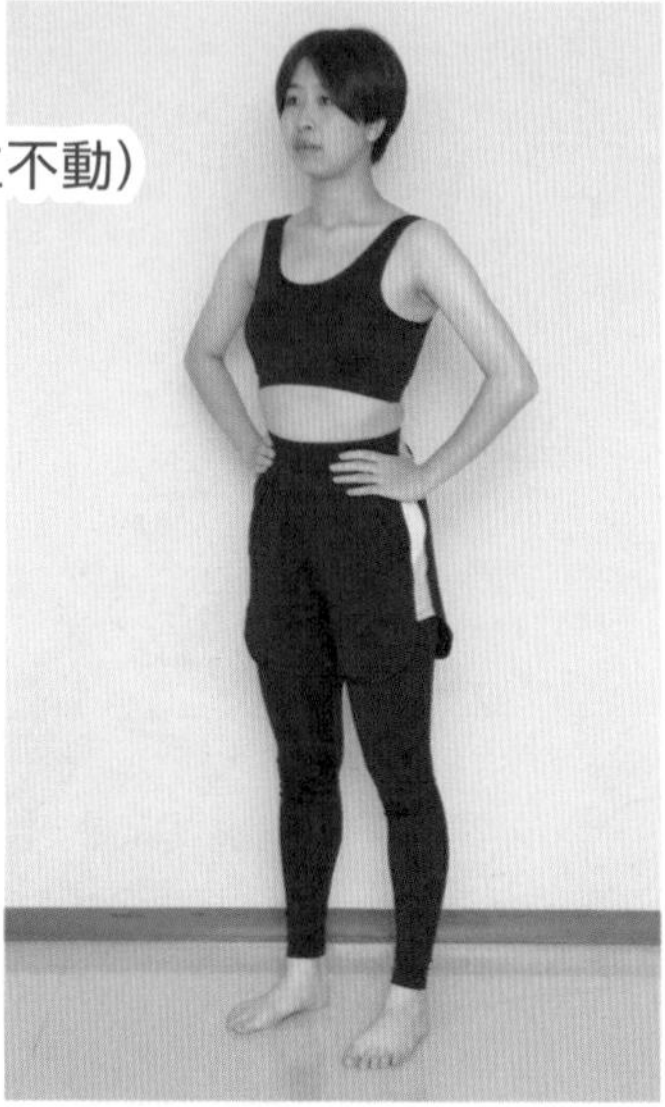

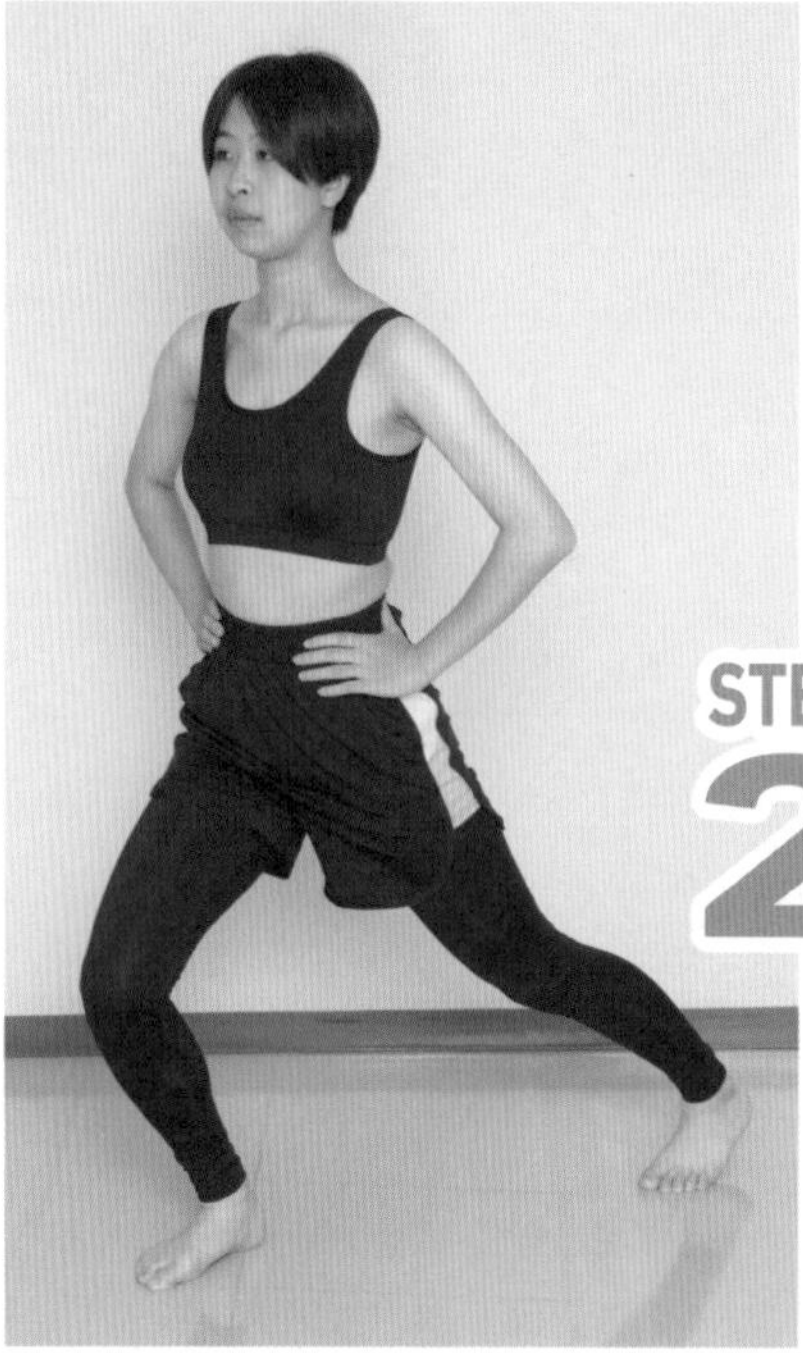

STEP 2
片方の足を大きく前に出しましょう。

STEP 3
上半身を起こしたまま、出した足で踏み込みましょう。

STEP 4
踏み込んだ足を戻し、気をつけ（直立不動）の姿勢に戻りましょう。

STEP 5
バランスを崩さないように左右交互に繰り返しましょう。

踵上げ

目標 10 回

大きな筋肉を使うことにより、血流が促進し、腹圧の向上、蠕動運動（腸の動き）の亢進が期待できます。

STEP 1
足を閉じて、気をつけ（直立不動）の姿勢をとりましょう。

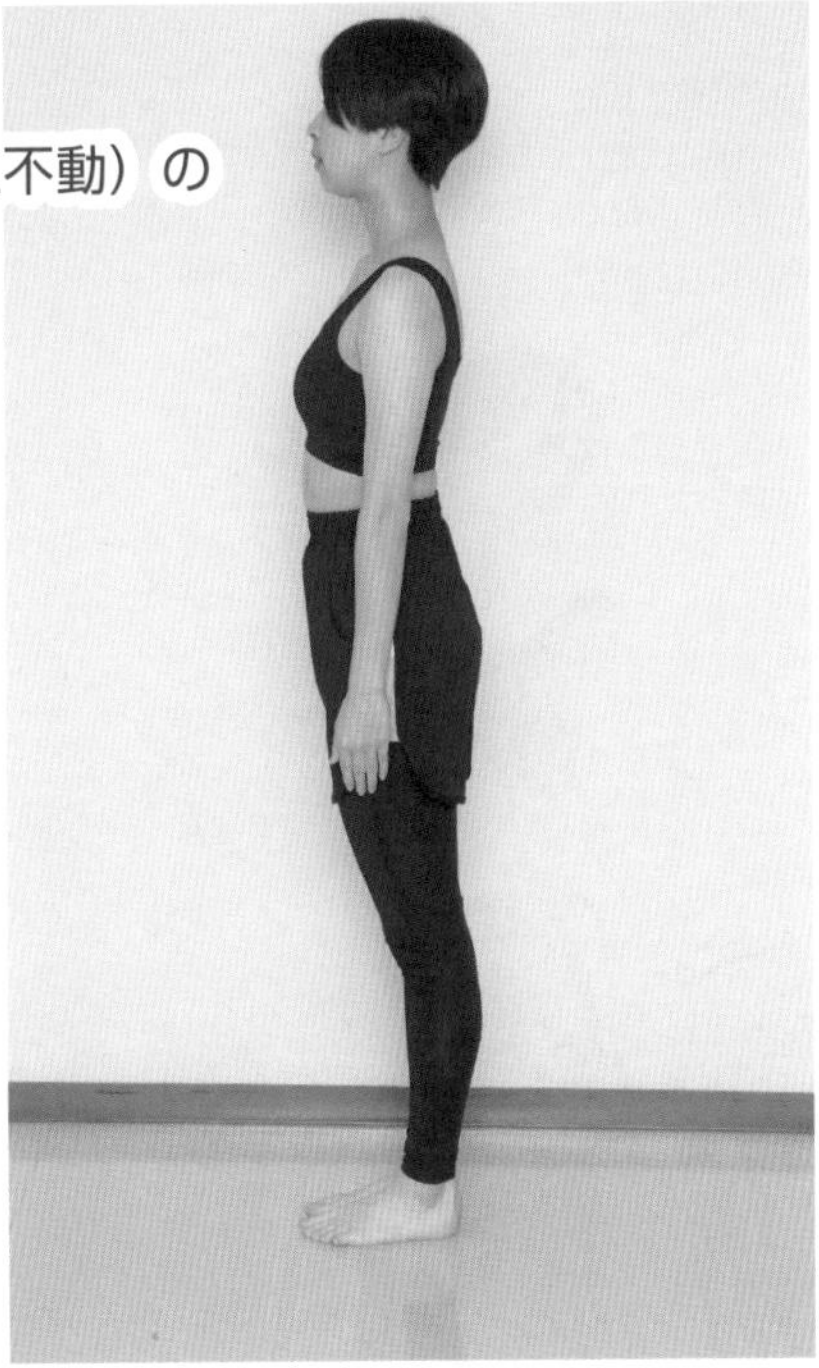

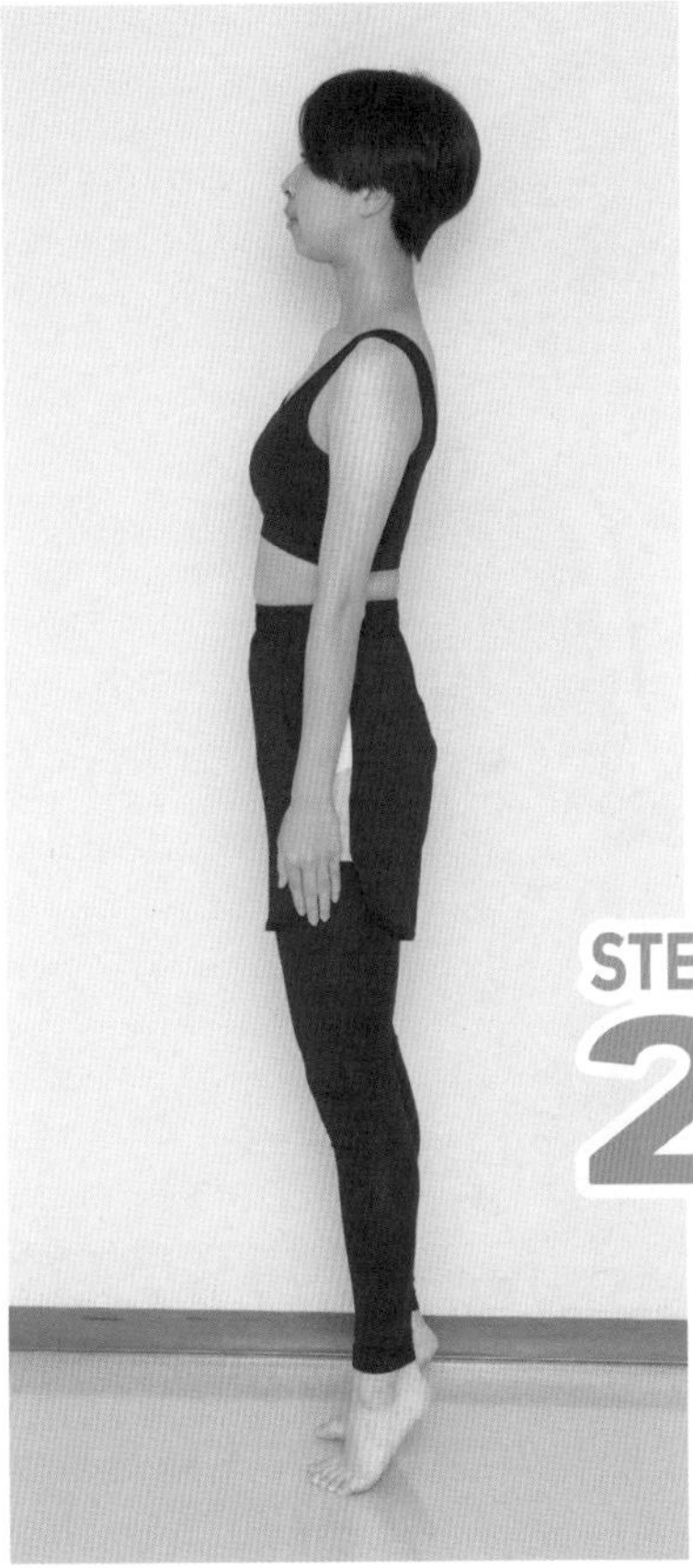

STEP 2
前かがみにならないよう体をまっすぐのまま踵（かかと）を上げましょう。

STEP 3
息を吸いながら踵（かかと）を下ろしましょう。

腹部マッサージ

目標 15 分

手でお腹に刺激を加えることで、腸の蠕動運動の亢進が期待できます。

※仰向けでも可能。

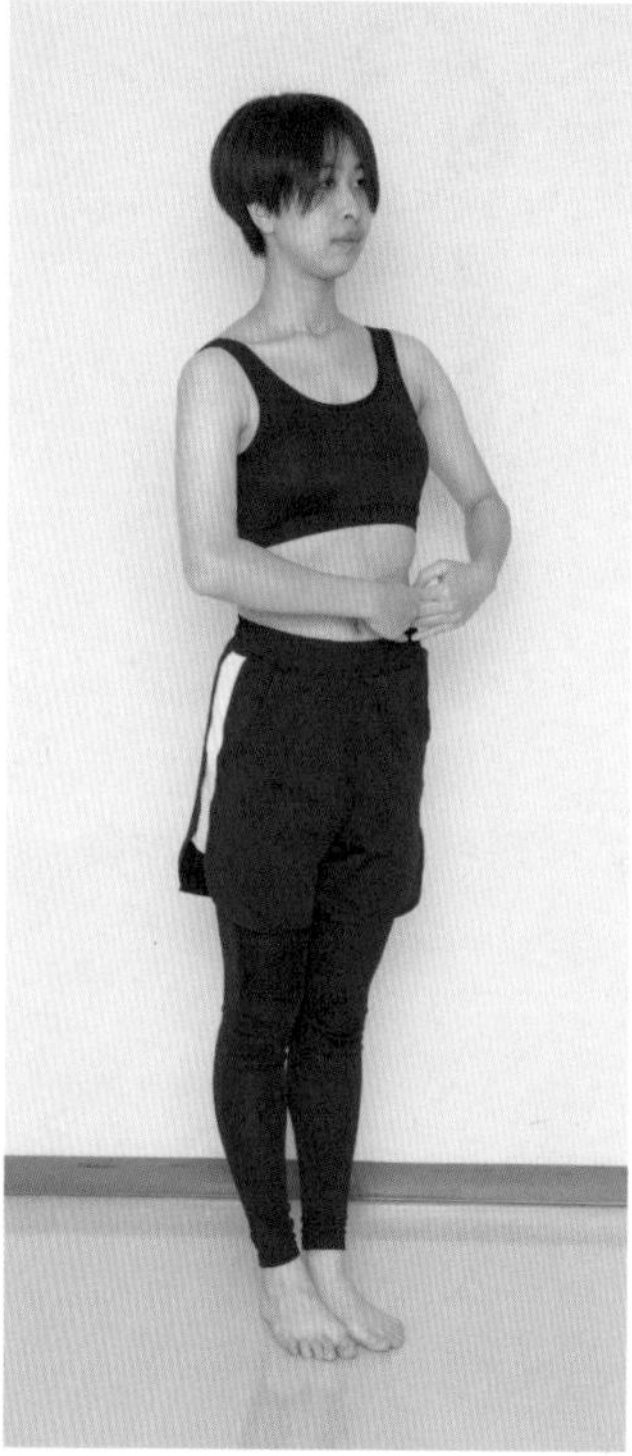

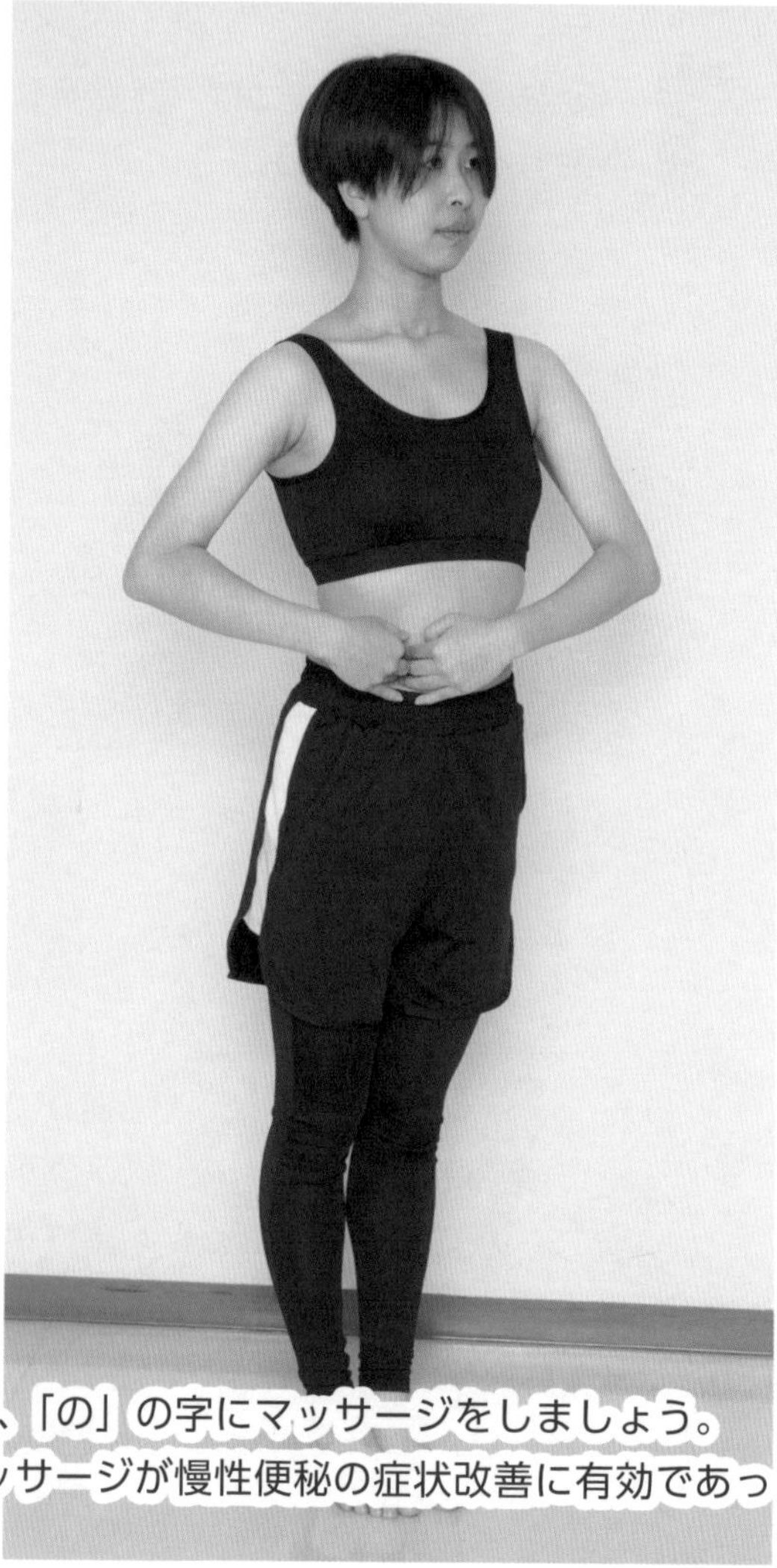

POINT

腹部を腸の進行方向に合わせ、「の」の字にマッサージをしましょう。

(1 日 15 分、週 5 回の腹部マッサージが慢性便秘の症状改善に有効であったと報告があります。)

悪い排便の状態

すっきりとうんちが出ると、それだけで気持ち良い1日を過ごせます。しかしうんちがスムーズに出ないと1日が憂鬱になってしまうこともありますよね。排便が悪い状態とは、うんちがスムーズに出ないことであり、「便秘」や「下痢」、「便失禁」などがあります。

便秘

「便秘」はうんちが硬くて出なくなったり、うんちは硬くないのにスムーズに出なかったりしてスッキリしない状態です。何より大事なことは「スッキリ気持ちいい排便」であることです。

下痢

「下痢」とは、水分が多く含まれた液状のうんちがでる状態で、排便の回数が増えうんちの量が多くなります。細菌やウイルスが腸に炎症を起こして下痢をする感染性のものと、暴飲暴食や冷たいものの摂りすぎなどの食事や腸の機能による非感染性のものと分けられます。

便失禁

「便失禁」は、自分の気持ちとは関係なくうんちが出てしまう状態です。年をとって肛門が緩んでることもありますが、うんちが軟らかいために起こることが多いです。

毎日を気持ちよく過ごすために「便秘」や「下痢」、「便失禁」にならないようにしましょう。

便秘ってどんなもの？

べんぴ？

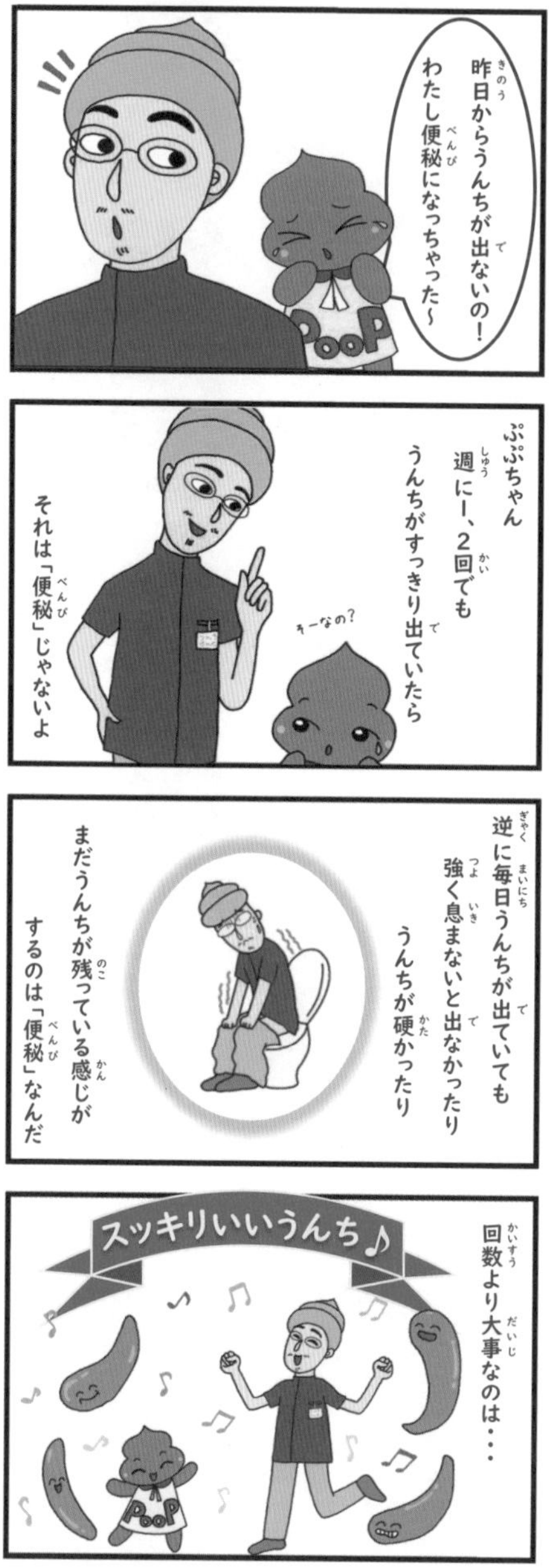

昨日《きのう》からうんちが出《で》ないの！
わたし便秘《べんぴ》になっちゃった～
PooP
ぷぷちゃん
週《しゅう》に1、2回《かい》でも
うんちがすっきり出《で》ていたら
それは「便秘《べんぴ》」じゃないよ
そーなの？
逆《ぎゃく》に毎日《まいにち》うんちが出《で》ていても
強《つよ》く息《いき》まないと出《で》なかったり
うんちが硬《かた》かったり
まだうんちが残《のこ》っている感《かん》じが
するのは「便秘《べんぴ》」なんだ
回数《かいすう》より大事《だいじ》なのは・・・
スッキリいいうんち♪
PooP

●便秘とは

「便秘になった」「便秘気味です」とよく言われますが、それは本当に「便秘」なのでしょうか?

実は「便秘」の定義は長らく日本で統一されていませんでした。2017年に発刊された「慢性便秘症治療ガイドライン」で初めて「本来体外に排出すべき糞便を十分量かつ快適に排出できない状態」と定義されました。簡単にいえば、便秘とは「スッキリ気持ちよくうんちが出ない」ことになります。ではどういったものが「便秘」となるのでしょうか。

①強くいきむ
②兎糞状便もしくは硬便(コロコロ便)
③残便感
④閉塞感や困難感
⑤摘便が必要
⑥週に3回以下の排便

慢性便秘症の判断基準 (慢性便秘症ガイドライン　2017より引用)

1. 「便秘症」の診断基準　以下の項目の2つ以上がある
   a. 排便の25%以上の頻度で、強くいきむ必要がある。
   b. 排便の25%以上の頻度で、兎糞状便または硬便(ブリストル便形状スケールで1か2)がある。
   c. 排便の25%以上の頻度で、残便感がある。
   d. 排便の25%以上の頻度で、直腸肛門の閉塞感や排便困難感がある。
   e. 排便の25%以上の頻度で、用手的な排便介助(摘便など)が必要である。
   f. 自発的な排便回数が週に3回未満である。

2. 「慢性」の診断基準
   6か月以上前から症状があり、最近3か月は上記基準を満たしていること。

前述の6項目のうち2項目以上が排便の25％以上の頻度（4回に1回以上）で認められるものを「便秘」と診断します。

毎日うんちが出ても苦痛があれば「便秘」で、週に1～2回でもうんちがすっきり出たら「便秘」ではありません。

●どんな人が便秘になる？

「便秘」は約15％程度にみられると言われており、性別では女性の方が男性よりも多いです。令和元年に行われた国民生活基礎調査の結果によると、女性は10代から便秘を自覚しています。高齢になればなるほど男女ともに増加しますが、男性は60歳ぐらいより急に増えはじめ、80歳では女性を追い越してしまいます。女性の場合はホルモンや身体の構造によるものが多く、男性は生活習慣やストレスによるものが多いと言われています。

便秘（もっとも気になる症状）の有症率

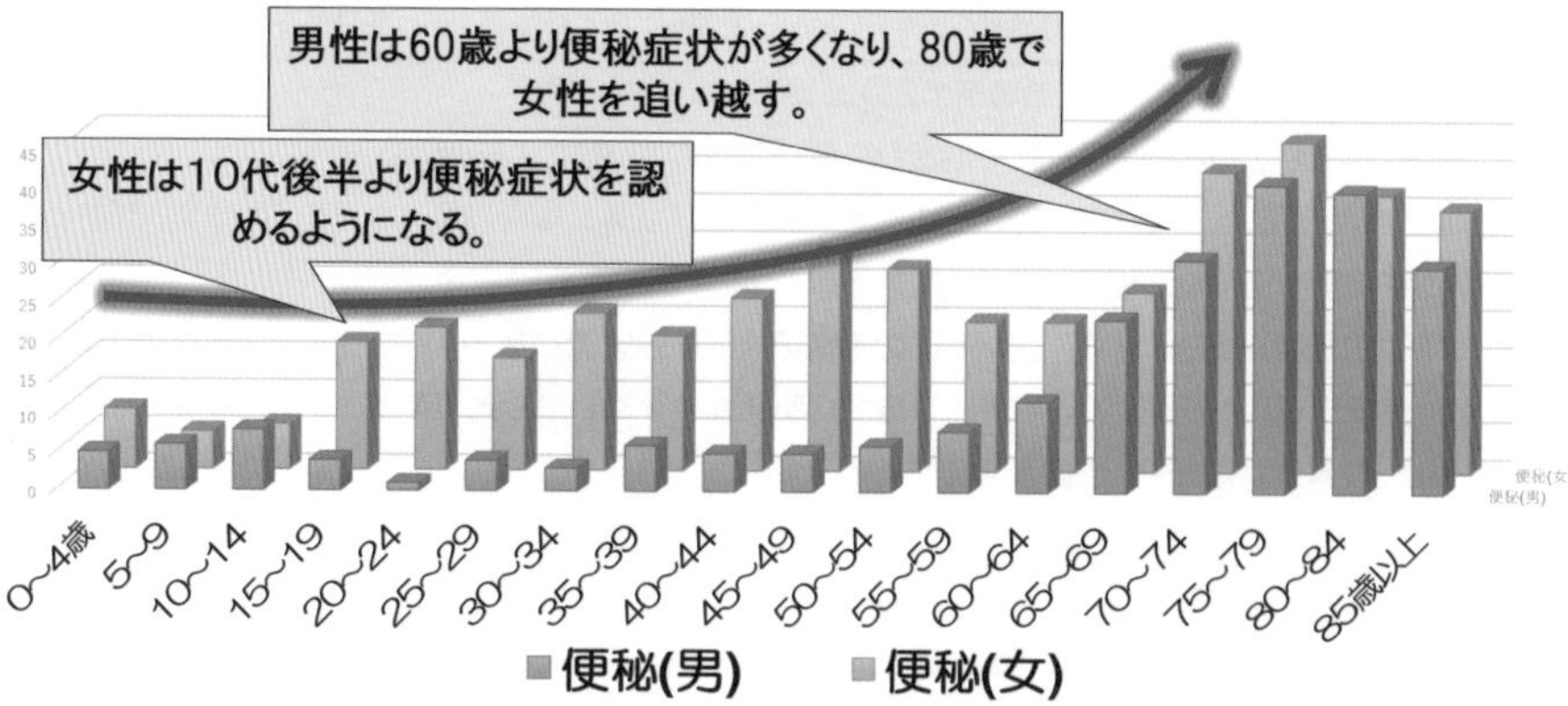

男性は60歳より便秘症状が多くなり、80歳で女性を追い越す。
女性は10代後半より便秘症状を認めるようになる。
0　5　10　15　20　25　30　35　40　45
0~4歳　5~9　10~14　15~19　20~24　25~29　30~34　35~39　40~44　45~49　50~54　55~59　60~64　65~69　70~74　75~79　80~84　85歳以上
便秘(男)　便秘(女)

（厚生労働省。令和元年国民生活基礎調査より）

「便秘」の人はどういった人に多いのでしょうか？ 痩せていても太っていても差はないといわれています。「朝食をとらない」「ダイエットしたことがある」「水分をしっかり摂らない（1.5L以上が目安）」「しっかり噛まない」そして「運動をあまりしない人」などに多くみられます。

便秘になりやすい病気と薬

「便秘」になりやすい病気には、糖尿病や甲状腺機能低下症などの内分泌・代謝疾患、脳血管疾患（脳出血・脳梗塞）やパーキンソン病などの神経疾患、強皮症や皮膚筋炎などの膠原病、うつ病や心気症などの精神疾患などがあげられます。

パーキンソン病や精神疾患の治療に使われる抗パーキンソン病薬、抗うつ薬、抗コリン薬なども「便秘」の原因になります。また痛み止めで使用されるオピオイド（麻薬性と非麻薬性があり、モルヒネに似た鎮痛作用をもつものの総称）や高血圧に対して使う降圧剤の一部でも原因になります。

さらに「便秘」になると心臓や脳、腎臓の病気になりやすくなったり、大腸がんのリスクも上がることが知られています。

このように「便秘」は、いろいろな病気と関わっているんですね。

便秘のタイプ

機能性便秘《きのうせいべんぴ》

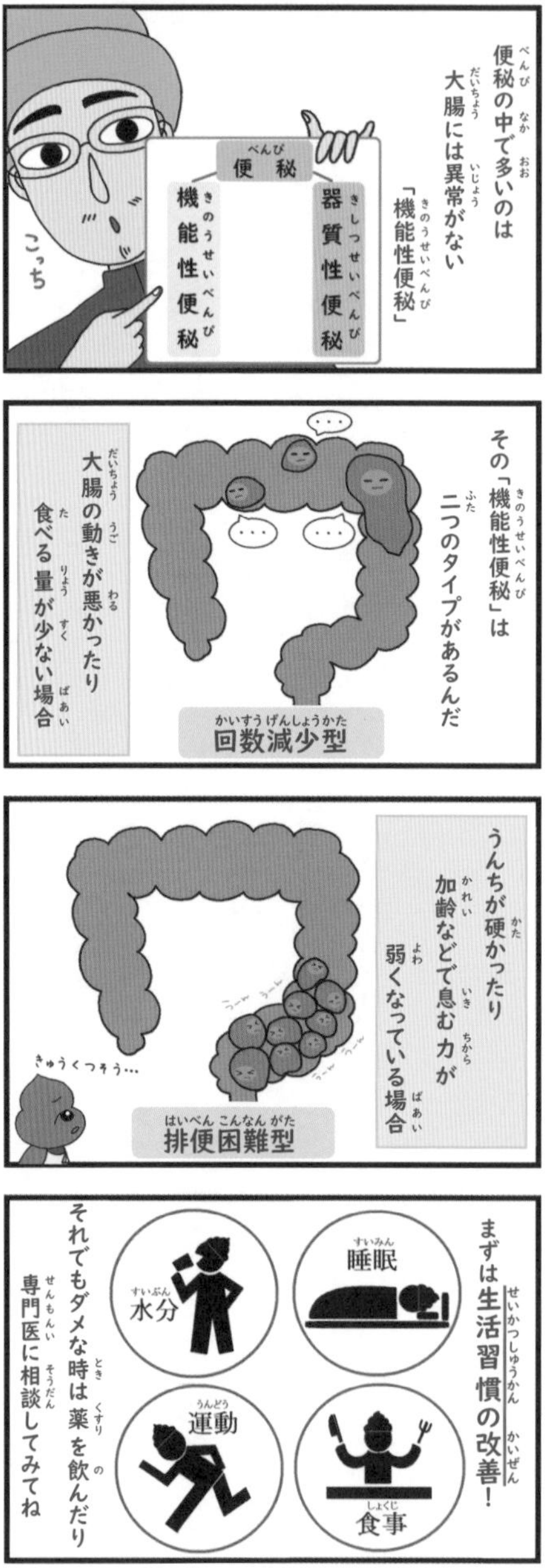
便秘《べんぴ》の中《なか》で多《おお》いのは
大腸《だいちょう》には異常《いじょう》がない
「機能性便秘《きのうせいべんぴ》」
便秘《べんぴ》
器質性便秘《きしつせいべんぴ》
機能性便秘《きのうせいべんぴ》
こっち
その「機能性便秘《きのうせいべんぴ》」は
二《ふた》つのタイプがあるんだ
回数減少型《かいすうげんしょうかた》
大腸《だいちょう》の動《うご》きが悪《わる》かったり
食《た》べる量《りょう》が少《すく》ない場合《ばあい》
うんちが硬《かた》かったり
加齢《かれい》などで息《いき》む力《ちから》が
弱《よわ》くなっている場合《ばあい》
排便困難型《はいべんこんなんがた》
きゅうくつそう…
まずは生活習慣《せいかつしゅうかん》の改善《かいぜん》！
睡眠《すいみん》
水分《すいぶん》
運動《うんどう》
食事《しょくじ》
それでもダメな時《とき》は薬《くすり》を飲《の》んだり
専門医《せんもんい》に相談《そうだん》してみてね

●便秘のタイプ

一言で「便秘」とは言っても、いろいろなタイプの便秘があります。では「便秘」にはどんなものがあるのでしょうか?

●器質性便秘と機能性便秘

「便秘」は、がんや直腸瘤など大腸自体に異常があるもの（器質性便秘）と大腸のかたちには異常がないもの（機能性便秘）に大きく分けられます。

器質性便秘については後に述べていきますが、皆さんがよく悩まれているのは大腸などに異常がないのに便秘になる機能性便秘でしょう。

これはさらに「回数減少型」と「排便困難型」の二つのタイプに分けられます。

器質性	狭窄性	大腸がん・大腸憩室・虚血性腸炎・クローン病など		
器質性	非狭窄性	排便回数減少		巨大結腸症
器質性	非狭窄性	排便困難	器質性 便排出障害	直腸瘤・小腸瘤・S 状結腸瘤・ 直腸内重積・巨大直腸症
機能性		排便回数 減少	大腸通過 遅延型	特発性（弛緩性） 症候性：便秘型 BS（痙攣性）、甲状腺機能低下など 薬剤性：抗うつ剤・オピオイドなど
機能性		排便回数 減少	大腸通過 正常型	経口摂取不足 大腸通過時間検査での擬陽性など 硬便による排便困難・残便感（BS-C）
機能性		排便困難	機能性 便排出障害	F3. 機能性性便排出障害 骨盤底筋強調運動障害 腹圧（怒責圧）低下 （直腸知覚低下） （直腸収縮力低下）

便秘分類（慢性便秘症ガイドライン　2017 より引用）

●回数減少型

まず「回数減少型」は、うんちが大腸に停滞してしまい肛門の手前までなかなか降りて来ないために、うんちがでる回数が少なくなるタイプです。

腸の動きが悪い場合や食べる量が少ない場合などになる便秘です。

●排便困難型

次に「排便困難型」は、肛門までうんちがきているにもかかわらず、しっかりとうんちが出ないタイプです。

このタイプでも、うんちが硬いことが多いですが、それ以外でも病気になったり年を取ったりすることで、いきむ力が弱くなったり直腸や肛門の感覚が鈍くなったりしてうんちがそんなに固くなくても出すのが難しくなる便秘です。

●排便強迫神経症

便秘でないのに便秘と感じる病気の中に、直腸内にうんちがきていないのに「うんちが出ないのはおかしい」「うんちが残っている感じがあるからでるはずだ」など、うんちに対して強迫観念を感じてうんちが残っている感じ（残便感）を自覚する「排便強迫神経症」という病気もあります。

●生活習慣の改善が1番大事

調子が悪かったら薬局で買ったり病院で処方してもらったりして、すぐに薬を利用して何とかしようと思いがちですが、**「便秘」を治すためには何といっても「生活習慣の改善」が1番大事です。**

詳細は「8．いい排便をするために」を見て頂きたいですが、食事・水分・運動・睡眠のそれぞれに気をつける必要があり、どれか一つだけ気をつけるだけでは不十分です。

薬やサプリは悪くない

「生活習慣の改善」で良くならない場合などは、薬やサプリメントを利用してもいいと思います。

薬やサプリメントの使用に抵抗がある人もいると思いますが、決して薬やサプリメントを使用することが悪いのではありません。

「生活習慣の改善」ができていないのに薬やサプリメントだけで無理やり便を出していることが逆に身体の調子を悪くしてしまうことがあるんです。

薬やサプリメントの使いすぎには注意しましょう。

薬は効果的に使おう

直腸まで便がきているのに出ない場合は、グリセリン浣腸（市販薬だとイチジク浣腸®）やビザコジル坐剤、炭酸水素ナトリウム坐剤（市販薬だとコーラック座薬®やウィズワン坐剤®）も効果がありますが、指で溜まった便を掻き出すこと（摘便）が必要になることもあります。

病院に行きましょう

このようにいろいろ気をつけて薬剤を使用しても良くならない場合には、やはり「便秘」を専門に診てくれる病院に相談し、**別の病気が隠れていることがあるので専門的な検査を受けましょう。**

便秘に効く薬は2種類!!!

便秘薬《べんぴやく》

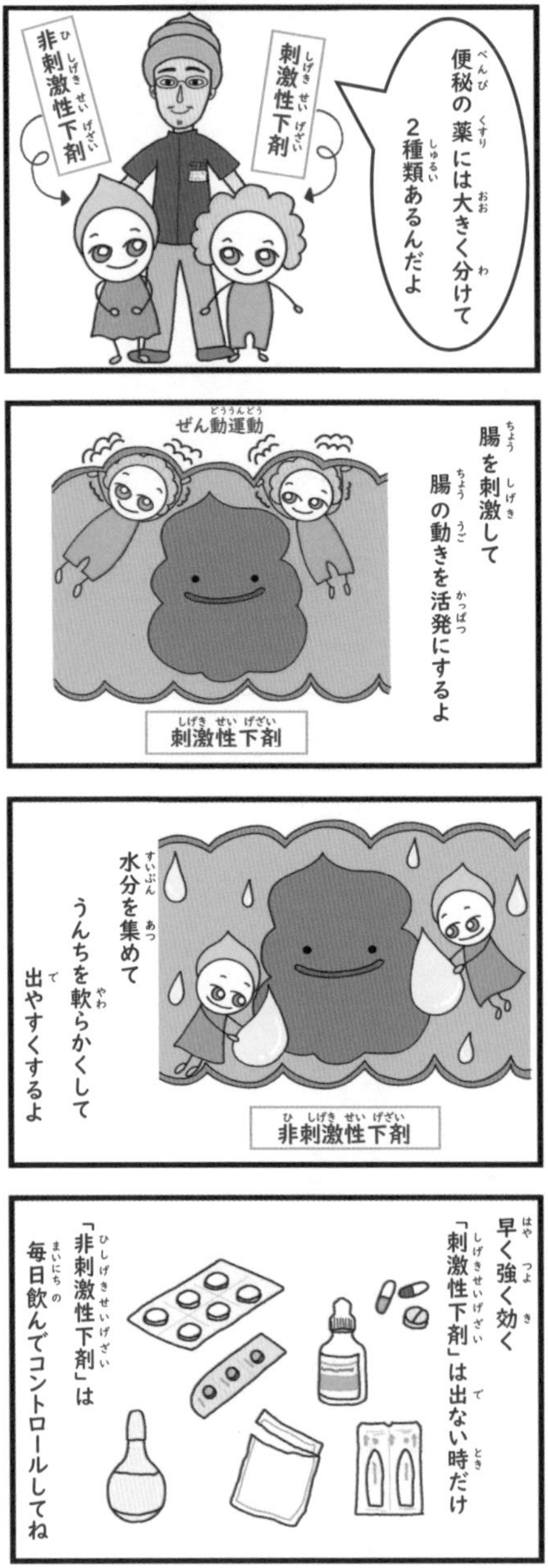
便秘《べんぴ》の薬《くすり》には大《おお》きく分《わ》けて
2種類《しゅるい》あるんだよ
刺激性下剤《しげきせいげざい》
非刺激性下剤《ひしげきせいげざい》
腸《ちょう》を刺激《しげき》して
腸《ちょう》の動《うご》きを活発《かっぱつ》にするよ
ぜん動運動《どううんどう》
刺激性下剤《しげきせいげざい》
水分《すいぶん》を集《あつ》めて
うんちを軟《やわ》らかくして
出《で》やすくするよ
非刺激性下剤《ひしげきせいげざい》
早《はや》く強《つよ》く効《き》く
「刺激性下剤《しげきせいげざい》」は出《で》ない時《とき》だけ
「非刺激性下剤《ひしげきせいげざい》」は
毎日《まいにち》飲《の》んでコントロールしてね

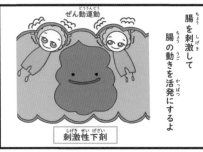

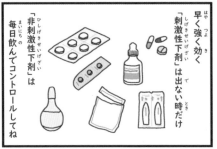

便秘の薬

便秘の時に使用する薬は大きく分けて2種類あります。一つ目は大腸を刺激することで早く強く効いて便を出す「刺激系下剤」です。薬局で見かける薬の多くがこれにあたり、センノシド・ビザコジル・大黄（センノシドを多く含む）などが含まれています。

もう一つは便を軟らかくして出しやすくする「非刺激系下剤」です。酸化マグネシウムが代表となり、1823年にシーボルトが日本に持ってきたとされる酸化マグネシウムがよく使われてきました。こういった薬は毎日飲んで排便をコントロールする薬です。

以前は刺激系下剤と酸化マグネシウムぐらいしか使われませんでしたが、10年程前から様々な薬が使えるようになりました。

・刺激系下剤

センナや大黄、アロエなどのアントラキノン系とビザコジルやピコスルファートなどのジフェニール系に分けられます。

これらは腸内細菌の働きで活性化され、大腸の粘膜を刺激して蠕動運動を亢進させて排便を促進させます。

薬局で見てみると、市販薬の多くに刺激系下剤が含まれています（コーラック®、スルーラック®、武田漢方便秘薬®など）。効果は良いですが、頻繁に使い続けると腹痛や下痢、頻回の便意などを自覚することもあり、さらに虚血性腸炎（一時的に血流が悪くなり腸に炎症が起こり出血など認める病気）になることもあります。

普段は「便秘」でなくても旅行などで環境が変化することで急に「便秘」になることがあります。こういった時に刺激系下剤を利用しましょう。

ただ、うんちが出ているのに毎日使っていると徐々に量を増やさないと効かなくなったり（耐性）、利用しないと出なくなったり（習慣性）するため注意が必要です。数日うんちが出ない時など急に便秘になった時に飲むものであって、毎日便を出すために毎日「刺激系下剤」を飲まないようにしましょう。

・非刺激系下剤

浸透圧を利用し腸内で水分分泌を促進することでうんちを軟らかくし、うんちのボリュームを増やすことで出しやすくなる浸透圧性下剤、腸内の水分を吸って膨らむことでうんちのボリュームを増やす膨張性下剤、小腸からの水分分泌を増やす上皮機能変容薬があります。

●いろいろなくすり

酸化マグネシウムは浸透圧性下剤のひとつになり、以前より日本でよく使われていました。この薬は胃酸によって塩化マグネシウムとなり、続いて膵液と反応して炭酸水素マグネシウムや炭酸マグネシウムとなります。そして腸管に水分が移動することで効果が出ますので、**胃酸を抑える薬を一緒に飲むと塩化マグネシウムに変化せず効果が弱くなることがあります。**

また腎機能が悪かったりすると身体の中にマグネシウムが蓄積して様々な症状を起こすことがあります。

他の浸透圧性下剤としては、胆汁酸の働きを利用するエロビキシバット甘味料のラクツロースや大腸内視鏡検査の前に大腸をきれいにする目的で飲むポリエチレングリコールなどがあります。

ポリカルボフィルカルシウムは水分を吸うことでうんちをまとめてボリュームを増やします。膨らんで効果があるため膨張性下剤といいます。

便失禁の治療でも使用しますよ。

上皮機能変容薬とは、これまで使われていた薬とは全然違う小腸からの水分分泌を増やす作用で効果を示す新しい薬です。今まで酸化マグネシウムや刺激系下剤しかなかった日本の便秘の薬物治療に一石を投じました。

他には、腸内環境を改善するためにプロバイオティクス（善玉菌：ビフィズス菌や乳酸菌、酪酸菌などが含まれている）や腸管の運動を改善する消化管運動賦活薬、刺激系の大黄が含まれることもある漢方薬などもあります。さっきも言いましたが、昔は酸化マグネシウムやセンナ系がおもに使われていました。今では便秘に対する薬がたくさんあるんです。

何の薬が1番効くのかは人それぞれです。効かない薬をずっと飲むのではなく、自分に合った薬を探しましょう（主治医の先生に頼んだり、専門病院で相談してください）。

●豆知識：骨盤底筋の協調運動障害

うんちを出すには、肛門だけでなく様々な部位が互いに働きあう必要があることを説明してきました。普通であれば、いきむことで腹圧がかかり、あわせて肛門周囲の筋肉（恥骨直腸筋と肛門括約筋）が緩み、うんちは肛門からでます。

この一連の動きを骨盤底筋協調運動と言い、うんちを出す時にとっても大切な運動です。

しかし逆にうんちを出すときに肛門周囲の筋肉に力が入って肛門を締めてしまう人が人がいるんですよ。「骨盤底筋協調運動障害」といい、男性に多く、「毎日朝同じ時間に排便がなくてはいけない」とうんちを無理やり出す人に多いと思います。

うんちは肛門に力を入れたらでるのではなく、力を抜くことででるということを念頭に置きましょう。

治療としては無理やり出すのをやめることが第一ですが、筋電計や肛門内圧計を用いた「バイオフィードバック療法」も効果的と言われています。

下痢ってどんなもの？

下痢《げり》

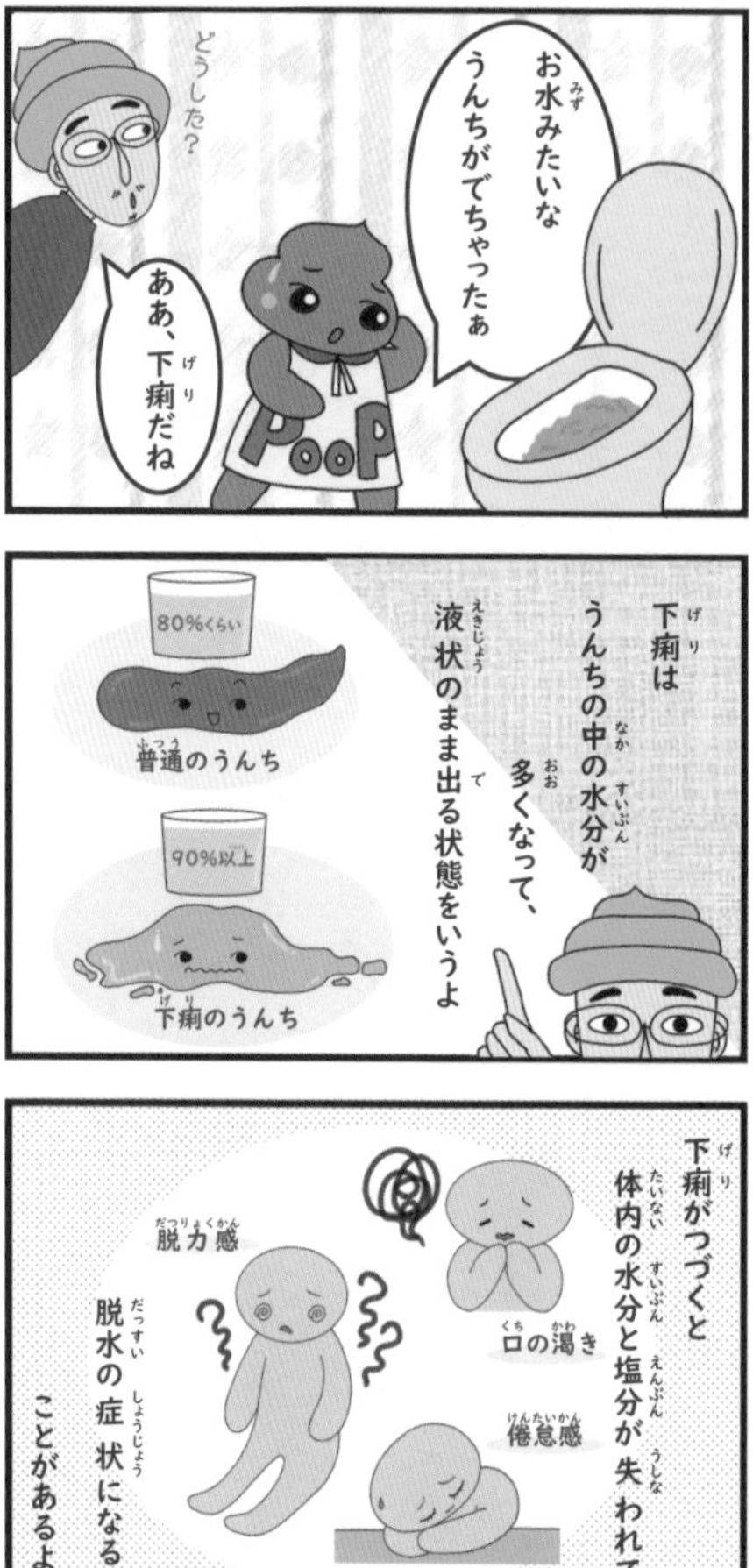
お水《みず》みたいな
うんちがでちゃったぁ
どうした？
ああ、下痢《げり》だね
下痢《げり》は
うんちの中《なか》の水分《すいぶん》が
多《おお》くなって、
液状《えきじょう》のまま出《で》る状態をいうよ
80%くらい
普通《ふつう》のうんち
90%以上
下痢《げり》のうんち
下痢《げり》がつづくと
体内《たいない》の水分《すいぶん》と塩分《えんぶん》が失《うしな》われて
脱水《だっすい》の症状《しょうじょう》になる
ことがあるよ
口《くち》の渇《かわ》き
倦怠感《けんたいかん》
脱力感《だつりょくかん》
下痢《げり》の時《とき》は
スポーツドリンクなどで
水分補給《すいぶんほきゅう》をして
食《た》べることができたら
消化《しょうか》に良《よ》いものをたべてね
スポーツドリンク

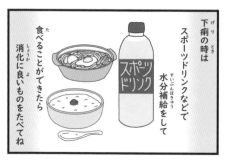

●下痢とは？

古くなった食べものを間違って食べたりすると、お腹を壊します。そんなときは、水みたいなうんちが出ますよね。そんな状態が下痢です。

下痢とは、うんちの中の水分が多くなり液状のままのうんち（ブリストル便形状スケールで7番の水様便）が肛門から出てしまう状態です。正常なうんちは約80％が水分ですが、下痢の時は90％以上が水分になっています。下痢の症状は水様便と頻回の排便ですが、ひどい場合には脱水になります。脱水になると、口の渇き、倦怠感、脱力感や手足のしびれ（塩分などが失われて電解質異常になることによる）などを認めます。脱水症状以外にも血が混じっている、腹痛が続いている、発熱を伴う、1週間以上続いているなどの症状を同時に認めたらもっと怖い病気が隠れているかもしれません。早めに病院に相談しましょう。

●下痢にはどんなタイプがあるの？

下痢が起きているメカニズムは

①浸透圧性下痢
②分泌性下痢
③滲出性下痢
④蠕動運動性下痢

があります。

また、外から入ってきたものが原因の「外因性」体の中が原因の「内因性」

さらに数日で収まる「急性」

1週間以上続く「慢性」

に分けられます。

下剤などの薬でも起きることがあります。

①浸透圧性下痢

食べたものの水分を引き付ける力（浸透圧）が強く、腸で水分がきちんと吸収されないことで下痢となり、多くは一時的です。

食べすぎや飲みすぎによることが多く、アスパルテーム、アセスルファムカリウム、スクラロースなどの人工甘味料、牛乳やアルコールなどの摂りすぎも原因になります。

②分泌性下痢

腸からでる腸液の分泌が増え、うんちの中に水分が多くなることで下痢になり、細菌による毒素やホルモンの影響などが原因です。

③滲出性下痢

腸に炎症が起きたところから浸出液（腸からにじみ出た血液の成分や細胞内の液体など）が増え、また同時に腸からの水分吸収が低下し下痢となります。

ウイルスや細菌、寄生虫などの感染が原因のことが多くクローン病や潰瘍性大腸炎なども原因になります。

④蠕動運動性下痢

腸が動きすぎてしまい食べたものが腸を早く通過することにより、水分の吸収が不十分となり下痢となります。

過敏性腸症候群や甲状腺機能亢進症（甲状腺からホルモンがたくさんでる病気。ホルモンに蠕動を亢進する働きがある）などが原因です。

●下痢の治療はどうするの？

下痢のときは体内の水分と塩分（とくにナトリウムとカリウムなどの電解質）が失われるため、スポーツドリンクやオーエスワン（OS-1）®などで水分を補給しましょう。

食事は消化の良い食品を火を通して食べましょう（おかゆ、鍋焼きうどん、野菜スープなど）。

こういう時は消化に時間がかかる食物繊維や脂肪が多いものやコーヒー、紅茶、炭酸飲料、アルコールなどの飲みもの、香辛料や味付けの濃いものなど刺激が強いものは控えたほうがいいですよ。

下痢止めを使いたくなりますが、安易に飲まないようにしましょう。

下痢は体から細菌などを排出しようとする体の防御機能です。無理やり下痢を止めてしまうと逆に良くないことがあります。

飲むのであれば善玉菌（ビフィズス菌・乳酸菌・酪酸菌など）が入った薬がいいと思いますが、下痢が続く場合には早めに病院で相談しましょう。

下痢を起こす病気

消化不良

感染性腸炎（細菌・ウイルスによる）

炎症性腸疾患（潰瘍性大腸炎・クローン病など）

過敏性腸症候群（下痢型）

ストレス

大腸がん

くすり（抗生剤や下剤など）

など

便失禁ってどんなもの？

便失禁《べんしっきん》（便《べん》もれ）

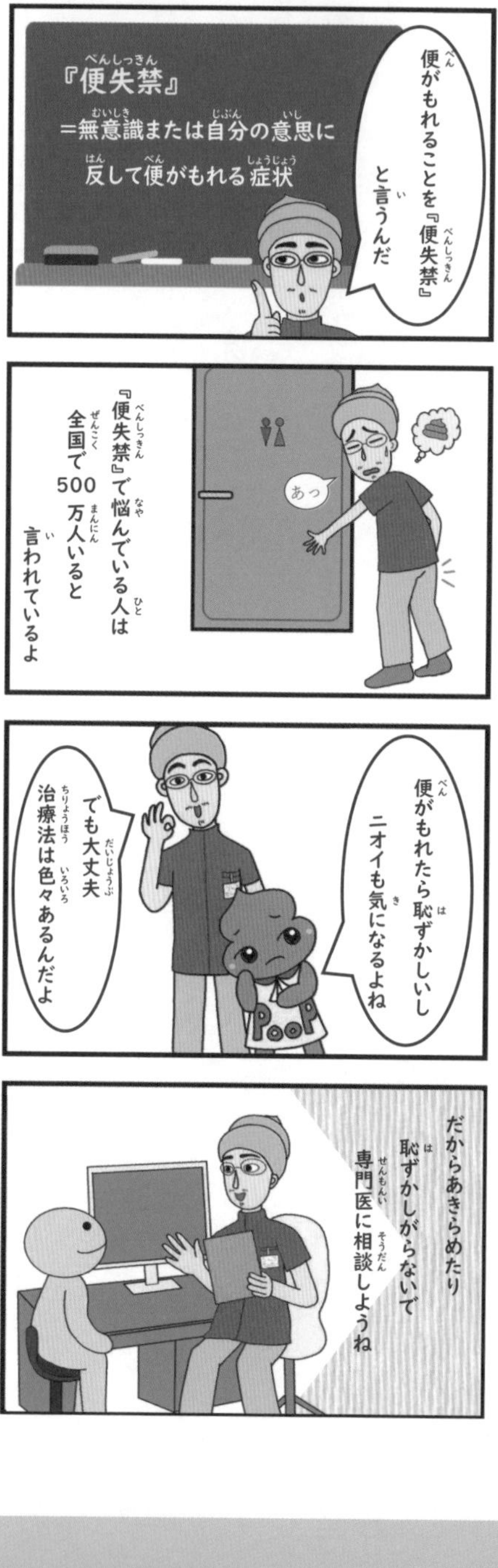
『便失禁《べんしっきん》』
＝無意識《むいしき》または自分《じぶん》の意思《いし》に
反《はん》して便《べん》がもれる症状《しょうじょう》
便《べん》がもれることを『便失禁《べんしっきん》』と言《い》うんだ
あっ
『便失禁《べんしっきん》』で悩《なや》んでいる人《ひと》は全国《ぜんこく》で500万人《まんにん》いると言《い》われているよ
便《べん》がもれたら恥《は》ずかしいしニオイも気《き》になるよね
でも大丈夫《だいじょうぶ》治療法《ちりょうほう》は色々《いろいろ》あるんだよ
だからあきらめたり恥《は》ずかしがらないで専門医《せんもんい》に相談《そうだん》しようね

●便失禁とは

便が漏れてしまうことを「便失禁」と言います。2017年版の「便失禁診療ガイドライン」で「無意識または自分の意思に反して便がもれる症状」と定義されました（おならが漏れる症状を「ガス失禁」、どちらとも漏れる症状を「肛門失禁」といいます）。

さらに便意を感じることなく気が付かないうちに漏れるものを「漏出性」、便意を感じてもトイレまで間に合わずに漏れるものを「切迫性」と分けます。

どちらにしても「便失禁」は精神的に落ち込んだり、生活の質（QOL）が落ちたり、閉じこもりの原因になったりします。

「便失禁」もちゃんと治療した方がいい症状です。年だから仕方ないなどと諦めないようにしましょう。

●どんな人が便失禁になる？

どのくらいの人が便失禁を自覚しているのでしょう？

ガイドラインでは、65歳以上で男性約9％、女性約6％とされています。20歳から65歳でも4％で「便失禁」を自覚し、合わせると全国で500万人程度いると言われています。

また性差はあまりありませんが、加齢や肥満などがリスクとなり、女性では産科的要因（分娩回数・自宅分娩・初回分娩・鉗子分娩）がリスクになります。またうんちの状態が悪いことも大きな原因と思います。

「便失禁」ではコロコロ便（ブリストル便形状スケール1、2）やどろどろの便（ブリストル便形状スケール6、7）が多いです。

便秘を治すために下剤を飲みすぎてしまい、結果的にどろどろの便になり、それで漏れることもあります。

ちょっと違う便失禁の状態として「溢流《いつりゅう》性《せい》便失禁」というものもあります。ひどい便秘が、この便失禁の原因になるんですよ。

●便失禁の治療はどうするの？

軟らかすぎても硬すぎてもうんちが漏れてしまうことがあるので、「便秘」と同様に、良いうんちを出すことが大切です。生活習慣に気をつけてブリストル便形状スケール3、4、5のうんちになるようにしましょう。

また肛門を締める力が弱いことも多いので、お尻を締める体操（骨盤底筋体操）が効果的です。お尻を締める感じが分からない人には、骨盤底筋協調運動障害と同様に、「バイオフィードバック療法」が効果的ですが、現在受けることができる病院は限られています。

呉市医師会病院では、肛門括約筋筋電計を使用した「バイオフィードバック療法」が可能です。また誰にでも効くわけではありませんが、肛門管電気刺激療法（AES）という肛門管に電気刺激を行う治療もあります。

薬としては、便の形状を改善するポリカルボフィルカルシウムや下痢便を改善するロペラミドが有効です。

最近では、漢方薬の大建中湯も効果があると期待されています。

「便失禁」で悩まれている方は1度専門病院に相談してください。

「SNM」という仙骨神経を持続的に刺激する装置を埋め込む治療もありますので、諦めたらダメですよ。

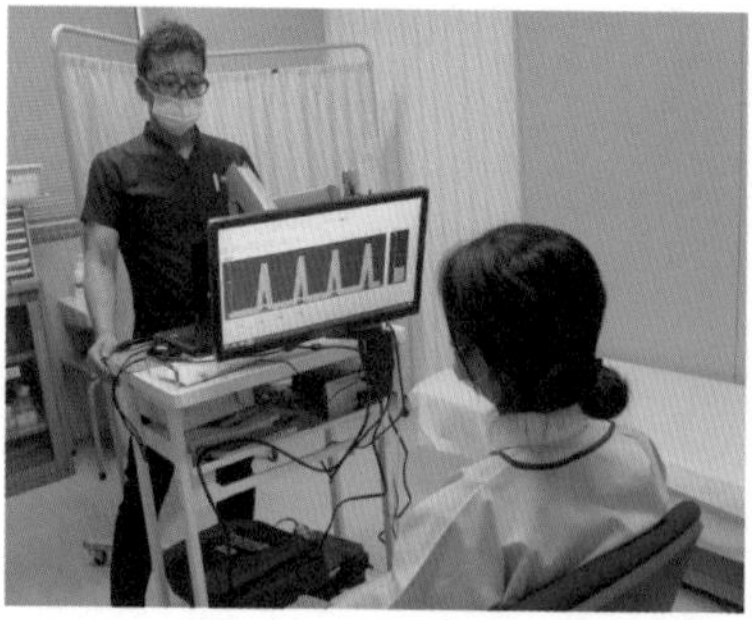

バイオフィードバック

便秘が原因の便失禁
溢流性便失禁

直腸に便があるのに便が出せない状態が続くと便が多量に溜まって肛門に栓をした状態になることがあります。

これは「糞便充塞（直腸糞便塞栓）」と言います。便が詰まると、その奥の便はどろどろの便となります。そのどろどろの便が詰まった便の隙間から漏れ出てきます。合わせて肛門が痛くなったり出血したりすることもあり、これが「溢流性便失禁」です。

子供の便失禁は「溢流性便失禁」が多く、学校でトイレに行けずうんちを我慢することなどが原因となります。「便失禁」の原因が「便秘」のことがあるんですね。

この場合は、「便失禁」の治療ではなく、摘便などをして直腸に溜まった便を取り除くという便秘に対しての治療をする必要があります。

肛門管電気刺激療法（AES）

専用の刺激電極を肛門内に留置して低周波電気刺激を行う治療です。肩や腰にパッドを当てて電気刺激するのを肛門に行う感じです。

肛門括約筋の神経筋接合部を刺激して肛門括約筋を収縮させます。便失禁や原因の分からない肛門痛などに行われます。

仙骨神経刺激療法（SNM）

仙骨神経刺激療法（SNM）とは、仙骨神経を電気刺激することにより便失禁を改善する治療方法です。

約8割の患者さんに効果があるとされています（便失禁が半分以下になることで効果ありとしています）。欧米では20年ぐらい前から行われていますが、日本でもようやく2014年から行えるようになりました。

最初に仙骨神経を刺激するリード線のみを挿入後、試験的に刺激して効果のある人だけに対して電気刺激をする装置を体内に埋め込みます。

　効果のなかった人はそのままリード線を引き抜き、別の治療を考えます。

●特殊な肛門機能の検査

うんちがうまく出なかったり、知らない間やトイレまで間に合わないうちに漏れてしまったりする人に行う、うんちを出す機能が評価できるより専門的な検査です。内視鏡検査やCT検査などでは分からないことがありますよ。

①排便造影検査

　X線透視室で小麦粉にバリウムを混ぜて便の硬さを調整したウソの便（疑似便）を肛門から注入し、ポータブル便器に座ります。安静時・肛門収縮時・いきんだ状態をそれぞれX線透視で撮影し、静止画と動画を記録します。

　これにより排便時の直腸と肛門の動きや形態を確認して、症状の原因が視覚的客観的に評価や診断できます。

②肛門内圧検査と肛門括約筋筋電計検査

　肛門括約筋の機能を評価する検査となります。どちらも肛門からセンサーを挿入して検査を行います。肛門内圧検査は肛門を閉めた時の力やいきんだ時の直腸内の圧力を測り機能を評価します。肛門括約筋筋電計検査は肛門括約筋の筋電図を測ることで機能を評価します。どちらでも肛門の力がどのくらいあるのかを確認

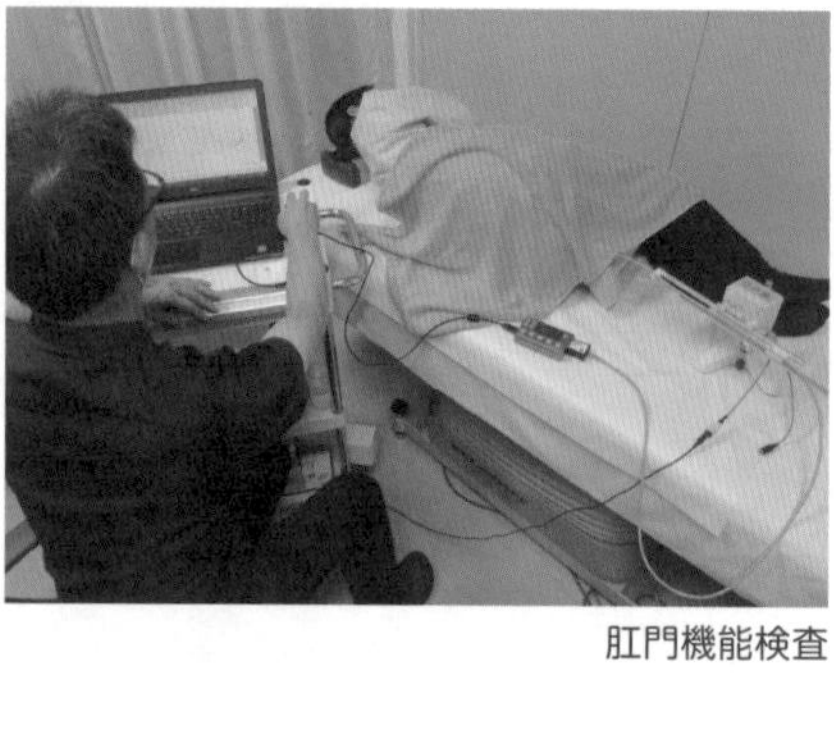

肛門機能検査

できます。

また機能を測るだけでなく「バイオフィードバック療法」に利用します。

●便失禁だけでなく尿失禁にも効果のある骨盤底筋体操

女性では、様々な筋肉が骨盤の底にハンモック状に広がって骨盤の中にある膀胱、子宮、直腸などの臓器を支えています。その筋肉を「骨盤底筋群」と言います。

加齢、運動不足、出産などにより「骨盤底筋群」が弱くなり、肛門や尿道を締める力が弱まり、便漏れだけでなく尿漏れの原因にもなります。「骨盤底筋群」を鍛えることで便漏れ・尿漏れの予防や症状の改善が期待できますので、やってみましょう。

骨盤底筋体操をするにも姿勢が大事です。

タオルを筒状に丸めてお尻の割れ目にはさむように座ります。こうすることで骨盤が起きた姿勢を保ちつつ、「骨盤底筋群」の収縮が分かりやすくなります。

準備ができたら息を吐きながら肛門を5秒間締めます。その後ゆっくりと緩めていきます。これを10回繰り返しましょう。これを1日2回行います。

慣れてきたら締める時間を長くしていきましょう。

締める感覚が分かったら、仰向けや立った状態でもやってみましょう。

仕事や家事の合間、電車の中やテレビを見ているときなど生活に取り入れて習慣にしていきましょう。

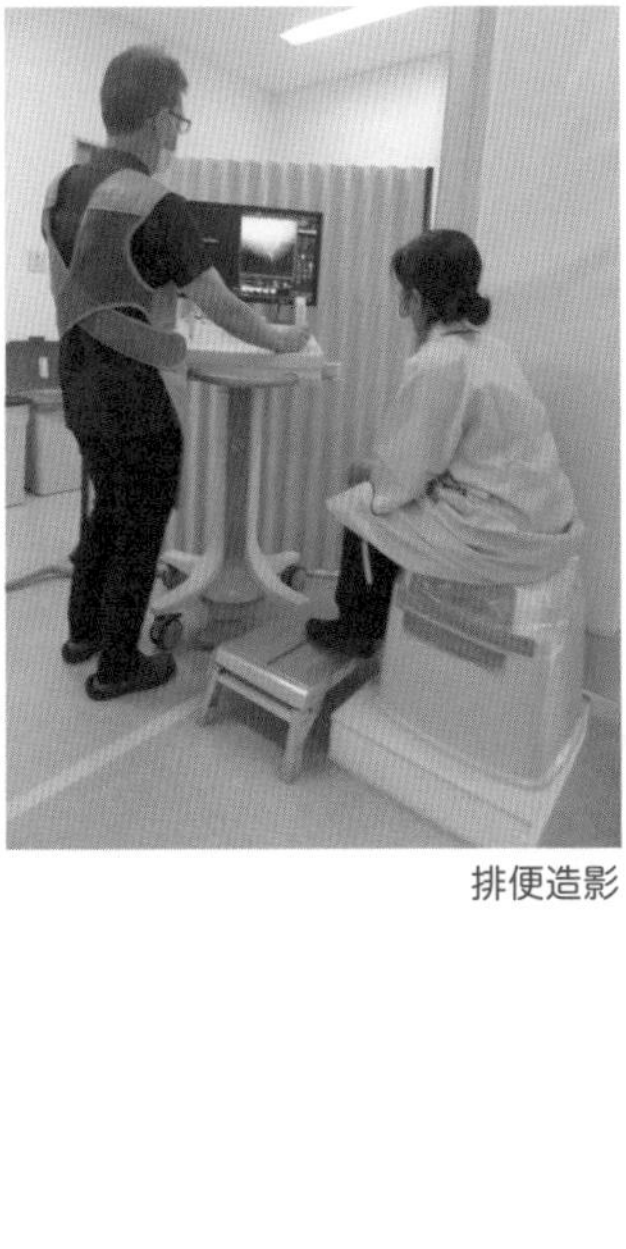

排便造影

痔ってなぁに？

痔《じ》ってなぁに？

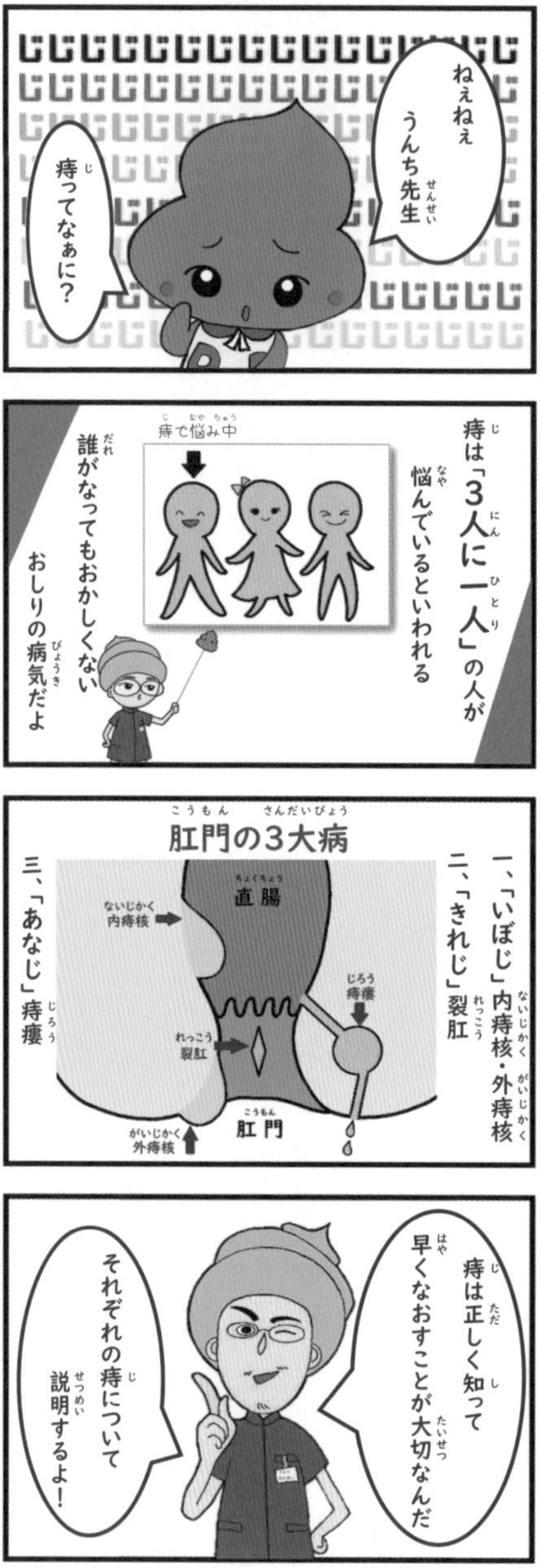

ねえねえ うんち先生《せんせい》
痔《じ》ってなぁに？
痔《じ》は「3人《にん》に一人《ひとり》」の人が悩《なや》んでいるといわれる
痔《じ》で悩《なや》み中《ちゅう》
誰《だれ》がなってもおかしくないおしりの病気《びょうき》だよ
肛門《こうもん》の3大病《さんだいびょう》
一、「いぼじ」内痔核《ないじかく》・外痔核《がいじかく》
二、「きれじ」裂肛《れっこう》
三、「あなじ」痔瘻《じろう》
直腸《ちょくちょう》
内痔核《ないじかく》
痔瘻《じろう》
裂肛《れっこう》
肛門《こうもん》
外痔核《がいじかく》
痔《じ》は正《ただ》しく知《し》って早《はや》くなおすことが大切《たいせつ》なんだ
それぞれの痔《じ》について説明《せつめい》するよ！

いぼ痔・切れ痔・あな痔

「痔が悪い」とは、よく聞く言葉かもしれません。痔は一生のうち3人に1人が1度は悩むと言われている病気です。体質的なものもあるかもしれませんが、痔になる（痔が悪い）人はほとんど便を出す習慣（排便習慣）が悪いです。便が硬くても軟らかくても、排便に長い時間がかかるとそれだけ骨盤や肛門に負担がかかります。この負担が原因で痔になります。「痔があるから（痔が悪いから）便が出にくい」わけではなく、排便が悪くて骨盤や肛門に負担がかかるから痔が悪くなるのです。

しかし痔が悪くなると今度は痔が原因で便をうまく出せず悪循環となってしまい、痔も排便習慣も悪くなります。そのような痔には「肛門の三大病」と言われる「いぼ痔（痔核）」・「切れ痔（裂肛）」・「あな痔（痔瘻）」があります。「肛門が痛い」や「血が付いた、血が出た」から痔が悪いと何となく思ってはいませんか。それぞれの痔は違う病気ですので注意しましょう。

呉市医師会病院の手術症例の割合

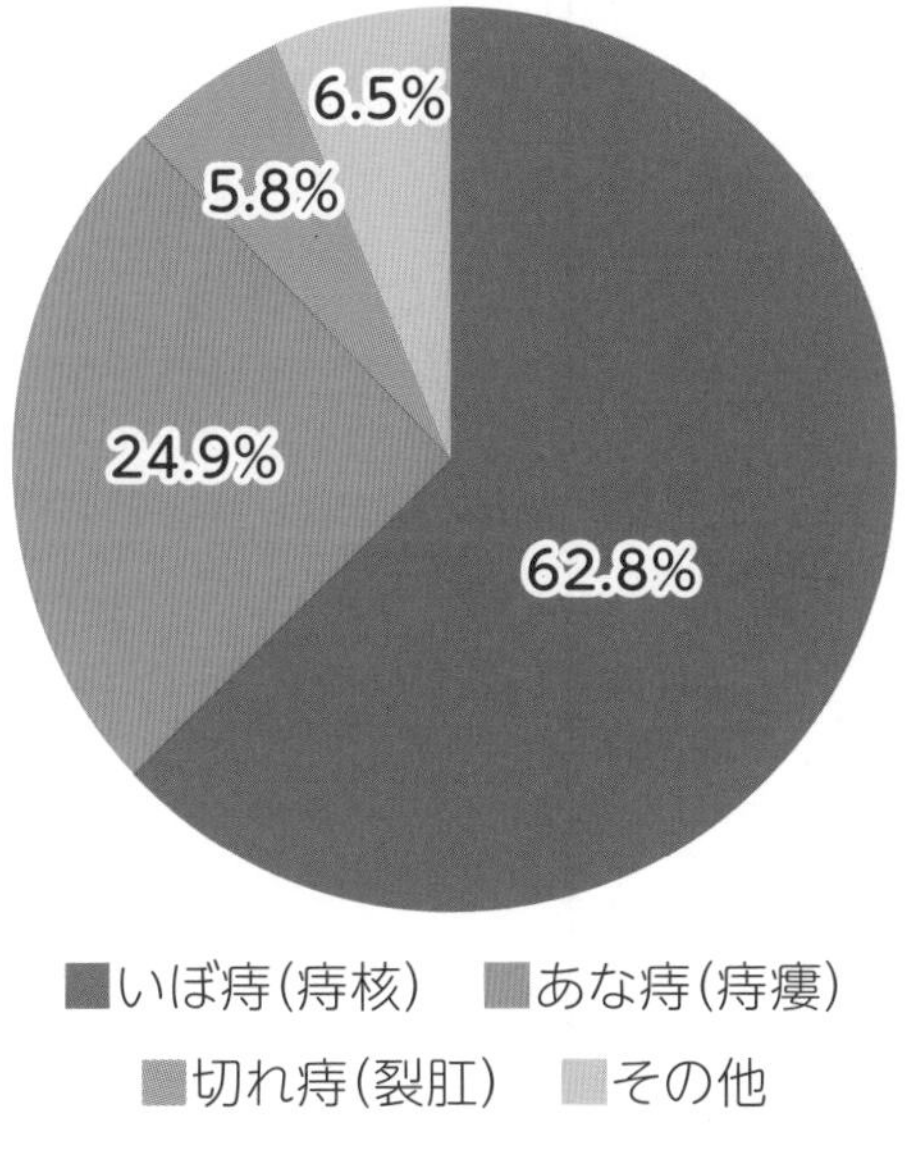
6.5%
5.8%
24.9%
62.8%
いぼ痔（痔核）
あな痔（痔瘻）
切れ痔（裂肛）
その他

いぼ痔（痔核）

いぼ痔《じ》

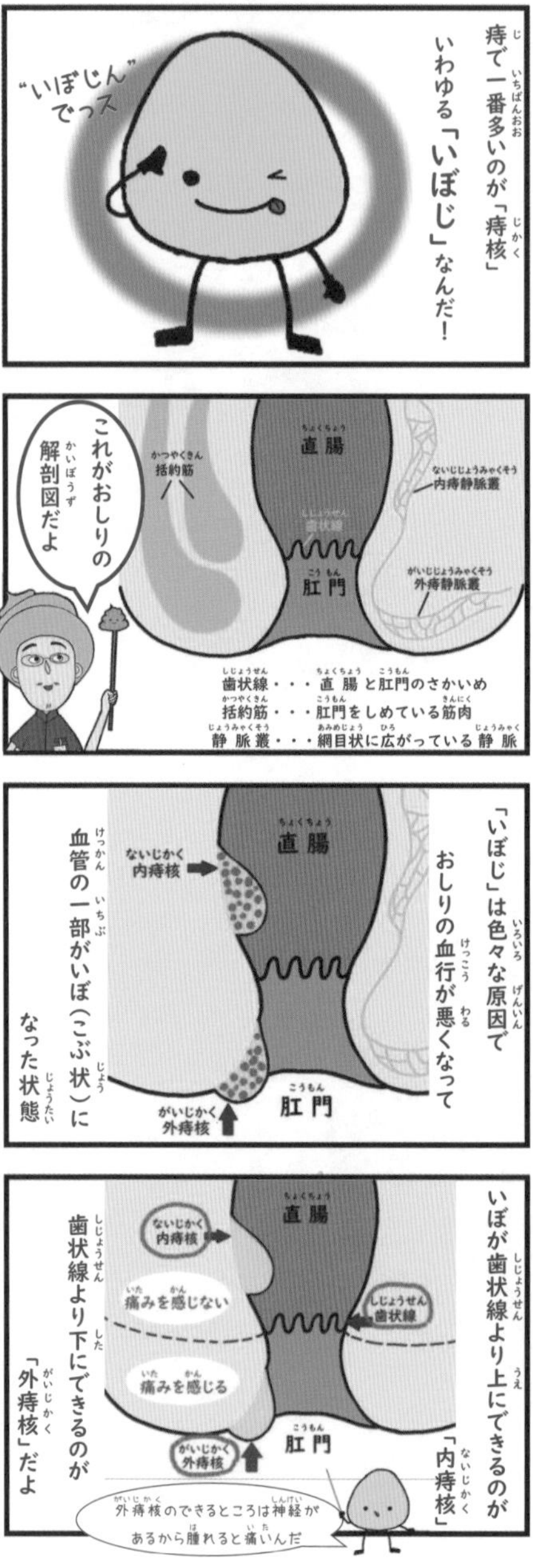
痔《じ》で一番多《いちばんおお》いのが「痔核《じかく》」
いわゆる「いぼじ」なんだ！
"いぼじん"でっス
これがおしりの解剖図《かいぼうず》だよ
直腸《ちょくちょう》
括約筋《かつやくきん》
内痔静脈叢《ないじじょうみゃくそう》
肛門《こうもん》
外痔静脈叢《がいじじょうみゃくそう》
歯状線《しじょうせん》・・・直腸《ちょくちょう》と肛門《こうもん》のさかいめ
括約筋《かつやくきん》・・・肛門《こうもん》をしめている筋肉《きんにく》
静脈叢《じょうみゃくそう》・・・網目状《あみめじょう》に広《ひろ》がっている静脈《じょうみゃく》
「いぼじ」は色々《いろいろ》な原因《げんいん》で
おしりの血行《けっこう》が悪《わる》くなって
血管《けっかん》の一部《いちぶ》がいぼ（こぶ状《じょう》）に
なった状態《じょうたい》
直腸《ちょくちょう》
内痔核《ないじかく》
肛門《こうもん》
外痔核《がいじかく》
いぼが歯状線《しじょうせん》より上《うえ》にできるのが
「内痔核《ないじかく》」
歯状線《しじょうせん》より下《した》にできるのが
「外痔核《がいじかく》」だよ
直腸《ちょくちょう》
内痔核《ないじかく》
痛《いた》みを感《かん》じない
歯状線《しじょうせん》
痛《いた》みを感《かん》じる
肛門《こうもん》
外痔核《がいじかく》
外痔核《がいじかく》のできるところは神経《しんけい》が
あるから腫《は》れると痛《いた》いんだ

いぼ痔とは

いぼ痔は痔の中で1番頻度が高く、専門的には痔核と言います。男女差はなく、45〜65歳が最も多いです。出血や脱肛（いぼが肛門から外に脱出する）がよくある症状ですが、時として痛いこともあります。かのナポレオンは痔が悪くて戦いに負けたとされており、また加藤清正も排便に時間をかけすぎていぼ痔で苦しんだとされています。そんな歴史上の人物も苦しんだ痔核とはどういったものでしょうか。

痔を知るためには、まず直腸から肛門の解剖を知る必要があります。右ページにある4コママンガを見て下さい。直腸から肛門の解剖を見ていくと静脈が網目状に広がっている「内痔静脈叢」と「外痔静脈叢」があります。内痔静脈叢と外痔静脈叢は歯状線（直腸と肛門の境になる部分）で分けられ、肛門から直腸にかけて便が通るときに肛門を守るクッションになる（アナルクッション）と言われています。内痔静脈叢が腫れてコブ（瘤）のようになるものを内痔核、外痔静脈叢が腫れてコブ（瘤）のようになるものを外痔核と言い、いぼ痔とは一般的に内痔核のことを指しています。外痔核の中に血豆ができる血栓性外痔核や脱出したまま戻らない嵌頓《かんとん》痔核《じかく》もあり、メチャクチャ痛いこともあるんですよ。

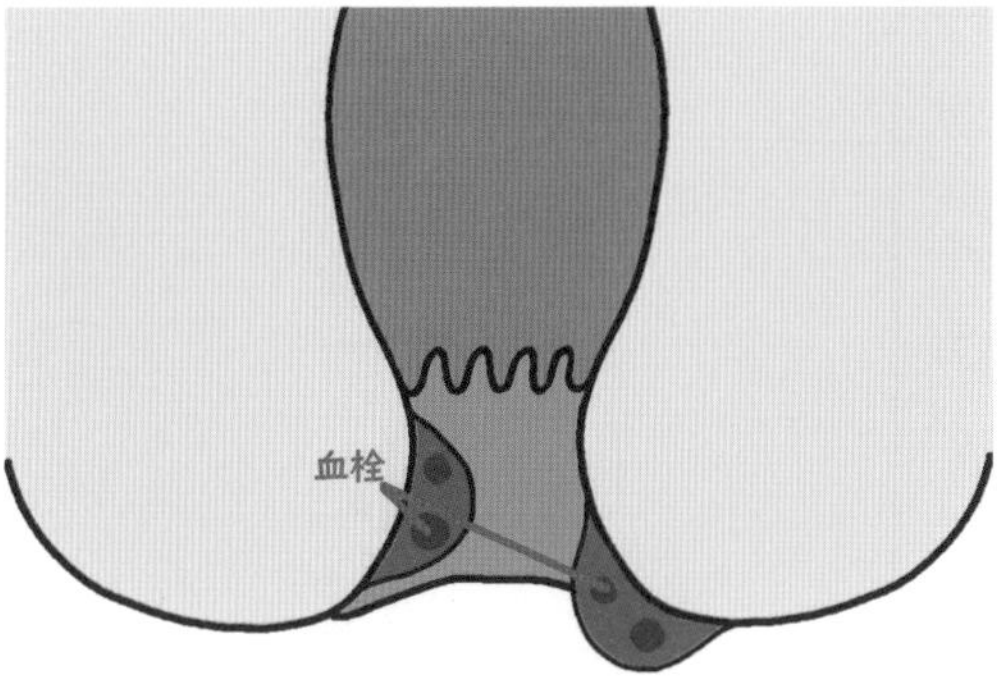

血栓性外痔核
血が固まり血栓ができる

どうしていぼ痔（痔核）になるの？

どうしていぼ痔《じ》になるの？

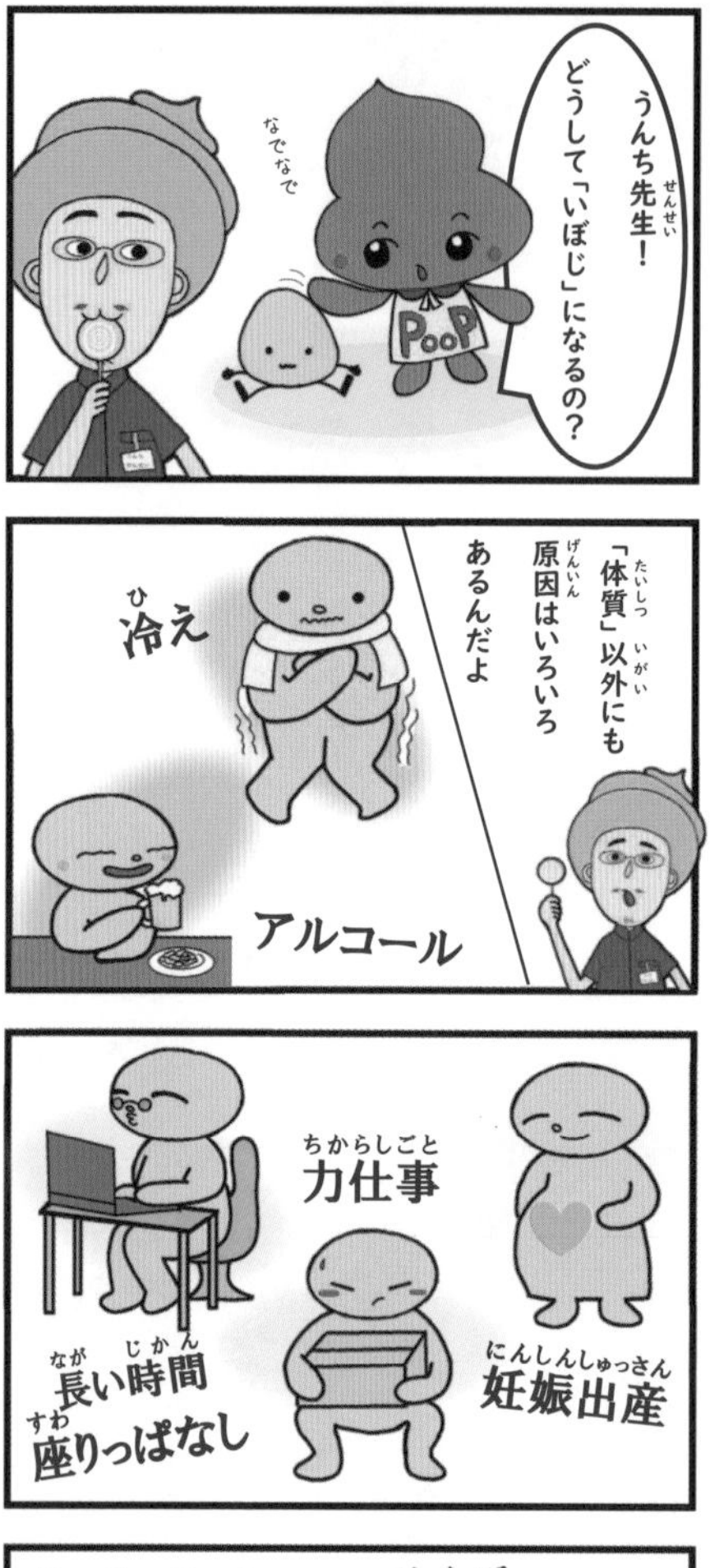

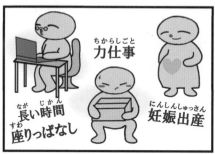

なでなで
うんち先生《せんせい》！ どうして「いぼじ」になるの？
「体質《たいしつ》」以外《いがい》にも 原因《げんいん》はいろいろ あるんだよ
冷《ひ》え
アルコール
力仕事《ちからしごと》
妊娠出産《にんしんしゅっさん》
長《なが》い時間《じかん》 座《すわ》りっぱなし
もっともよくないのが
『便秘《べんぴ》』
かたい便《べん》を長《なが》い時間《じかん》、強《つよ》くいきむ ことで肛門《こうもん》に負担《ふたん》がかかり その繰《く》り返《かえ》しが いぼじの原因《げんいん》になるんだ

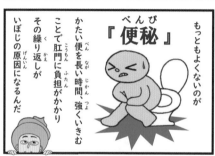

いぼ痔の原因

どうして痔核になるのでしょう。ポリープみたいに自然にできるものだと思っていませんか？　そんなことはありません。痔核は自分の身体が悪いのではなく、肛門に負担をかける生活習慣があるのです。その中でも便秘や下痢で排便に時間がかかること（長くトイレの中にいる）やうんちを出し切ろうと怒責（強くいきむ）することが1番の問題ではないでしょうか。

うんちがうまく出せないことで肛門に負担がかかり痔の原因になるわけですが、和式便器の時より洋式便器の時のほうが悪いこともあります。洋式便器のトイレの中に単行本などを並べて居心地の良い個室のようにしている写真を見ることがありますが、和式便器のトイレでは見たことがありません。居心地が良くてうんちを出した後も新聞や雑誌を読んだり、スマホやタブレットをいじったりとなかなかトイレから出られないですよね。いきまなくても便座に座っているだけで肛門に負担がかかります。そもそも和式便器では足が疲れて長く座れないですよね。でも洋式便器では楽に長く座れるのが一つの原因だと思われます。

トイレ以外でも原因になることがあります。例えば草むしりなど、中腰での作業や重い荷物を持ち運んだりすることでも肛門に力がかかります。また長時間座ることも負担がかかります。例えば映画館で映画を見るときずっと同じ姿勢で座っていると映画の最後ぐらいではお尻がむずむずしますよね。1時間に1回程度は椅子から立って肛門の負担を減らしたほうが良いですよ。女性であれば妊娠時の便秘などや出産によるいきみも原因になります。

予防法は排便を短時間にしてできるだけ早くトイレからでること、肛門に負担をかけないことがとても重要です。

いぼ痔を診てもらおう

痔核《じかく》は4段階《だんかい》!

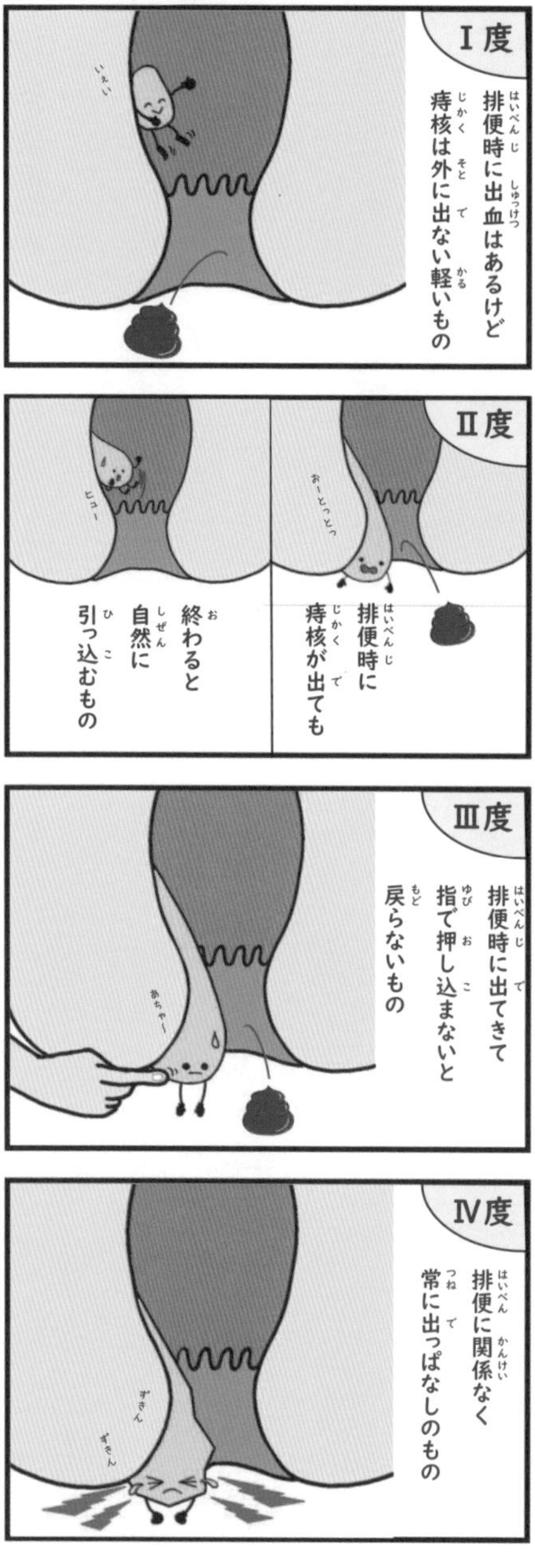
Ⅰ度
排便時《はいべんじ》に出血《しゅっけつ》はあるけど
痔核《じかく》は外《そと》に出《で》ない軽《かる》いもの
いえい
Ⅱ度
排便時《はいべんじ》に
痔核《じかく》が出《で》ても
おーとっとっ
終《お》わると
自然《しぜん》に
引《ひ》っ込《こ》むもの
ヒュー
Ⅲ度
排便時《はいべんじ》に出《で》てきて
指《ゆび》で押《お》し込《こ》まないと
戻《もど》らないもの
あちゃ〜
Ⅳ度
排便《はいべん》に関係《かんけい》なく
常《つね》に出《で》っぱなしのもの
ずきん
ずきん

診察の流れ

肛門は恥ずかしい部分であり、その部分を診てもらうのは抵抗がありますよね。また病院に行ったらどんな感じで診察を受けるのか不安に感じる人も少なくありません。診察の流れを知って少しでも気が軽くなればと思います。

いぼ痔・きれ痔・あな痔など肛門の病気が疑われるときは問診が重要で、食生活や病歴、排便習慣などを教えてもらいます。

診察はベッドに横たわり左を向くような姿勢で行います（Simus 位といいます）。痔の診断はポリープやがんなど他の病気との鑑別が必要になるので、まず目で見て表面に異常の有無を確認し（視診）、指で肛門の外と中を触ってできものや痛みの有無を確認します（指診）。

最後に肛門鏡という器具を使って肛門の中を観察します。直接見ることで痔核の大きさだけでなく、腫瘍や粘膜の異常を確認することができます。

大腸カメラ（下部消化管内視鏡検査）でもある程度確認することはできますが、外痔核を含めた評価はできません。

痔核は4段階

痔核の程度はゴリガーの臨床病期分類がよく使用されます。

この分類はサイズなどで決まるのではなく、自分自身の症状によって決まるのが特徴です。とは言っても、症状がひどくなると当然痔核も大きくなりますよ。

ゴリガーの臨床病期分類

Ⅰ度：排便時に内痔静脈叢がうっ血（血の流れが停滞し、その部分にたまること）し、肛門内で膨隆します。脱肛や痛みはなく、主な症状は出血で、ペーパーにつく、ポタポタ落ちる、便器の水が真っ赤になるなど様々です。

Ⅱ度：Ⅰ度の症状に加えて、排便時に内痔核が脱出し、これを脱肛といいます。排便後に自然に戻るのがⅡ度です。

Ⅲ度：脱出する痔核が大きくなると自然に戻らなくなり、手で肛門内に押し戻すこと（用手的還納）が必要になります。こうなるとⅢ度になり、内痔核だけでなく外痔核も腫れてきます。外痔核の部分は痛みを感じる部分なので、痛みを感じることもあります。

Ⅳ度：さらに痔核が大きくなると完全には肛門内に戻らなくなります。こうなってくると粘液や血で下着が汚れ、肛門部の痒みを自覚するようになります。

なお肛門の皮膚がたるんで膨れると戻らない脱肛のように感じることもありますが、これは痔核ではなく特に問題ない変化です。

いぼ痔の症状と治療

<table>
<tr><th></th><th>主な症状</th><th colspan="2">治療</th></tr>
<tr><td>Ⅰ度</td><td>出血</td><td rowspan="4">保存的療法</td><td rowspan="4">注射療法／手術療法</td></tr>
<tr><td>Ⅱ度</td><td>自然に戻る脱肛
出血</td></tr>
<tr><td>Ⅲ度</td><td>指で戻す脱肛
出血・痛み</td></tr>
<tr><td>Ⅳ度</td><td>戻らない脱肛
出血・痛み・下着の汚れ</td></tr>
</table>

いぼ痔の治療

痔核の治療

痔核の治療としては保存的治療と外科的治療があります。まず保存的治療をしっかり行いましょう。それで改善しない症状があれば外科的治療が必要となります。

生きている限り人は排泄を行います。保存的療法や外科的治療で痔核の症状がなくなっても安心してはいけません。もしも排便習慣を含めた生活習慣が悪ければ何回でも痔核になります。

繰り返しますが、もっとも大事なことは排便習慣を含めた生活習慣を改善することと維持することです。

そうすることで肛門の症状が改善するだけでなく、QOL（生活の質）も良くなるので頑張りましょう。

保存的治療

保存的治療には生活指導と薬物療法があります。生活指導では、生活習慣や排便習慣を良くして肛門をいたわることが大事です（排便習慣については第4章を参照して下さい)。

薬物療法は飲み薬と坐薬、軟膏があります。市販薬でも良いですが、使用しても症状が続くようであれば必ず病院に行きましょう。

生活習慣や排便習慣を改善しないままだと、薬物療法を行っても効果がなかったり、またすぐに悪くなったりすることもあります。**保存的治療で大事なことは薬を内服・使用することではなく、排便習慣を含めた生活習慣を改善することとそれを維持することです。**

●外科的治療

生活習慣の改善と薬物療法による保存的治療が効果がない場合には、外科的治療が考慮されます。外科的治療は局所麻酔や脊椎麻酔で行われますが、代表的な治療としては以下の方法があり、痔核の状態によって、それぞれの手術を組み合わせます。

①結紮切除術

痔核の標準術式であり、痔核組織を剥がして1番奥の痔動脈を結紮して切除する方法です。ゴリガー分類のⅢ度とⅣ度や外痔核の病変に適応となりますが、他の様々な痔核にも対応でき、痔核手術のGolden standard(ゴールデンスタンダード)です。

昔よく言われていた「痔の手術をしたら肛門機能が落ちる」は間違いであり、肛門を絞める括約筋を傷つけない限り、機能が大きく落ちることはありません。

手術によって機能が落ちることはないですが、外痔核の部分は痛みを感じる皮膚であるため、術後に痛みがあります。

②ALTA療法(ジオン治療)

硬化療法の一つであり、ALTA(硫酸アルミニウムカリウム水和物・タンニン酸)を痔核に対して4箇所に分けて注入する方法です。

ALTAは、痔核組織の繊維化を起こし血流を低下させ出血を改善させる効果と脱出をおさえる効果があります。外痔核には注入できないため、外痔核の腫れを伴わないゴリガーI度からⅢ度が適応になります。

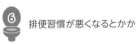

副作用として発熱、直腸潰瘍、下腹部痛、血圧低下や徐脈などを認めることがあります。

③ゴム輪結紮術

特殊な小さい輪ゴムで痔核を縛り、1週間程度かけて痔核を腐らせて脱落させます。

比較的小さな内痔核が対象となり、ほとんど痛みません。

④PPH (Procedure for Prolapse and Hemorrhoids) 法

特殊な専用の機械で痔核を筒状に切除しつつ、そのまま縫合を行う治療です。

内痔核だけでなく、直腸の粘膜が脱出してくる直腸粘膜脱や不完全直腸脱に対して適応があります。

内痔核部分の処置となり、ほとんど痛みません。

⑤ACL (Anal cushion lifting) 法

痔核を切り取らない治療です。痔核を内肛門括約筋より剥がして、元の位置に戻して固定する方法です。

術後の痛みは少ないですが、痔核自体は残っているため切除よりも再発しやすいとされます。

⑥PAO (パオスクレー) 注入

PAOは5%のフェノールアーモンドオイルであり、比較的昔から痔核治療に使用されてきました。

ALTA療法と同じく、内痔核に注入することで線維化を起こさせ、痔核からの出血を抑えつつ痔核を縮小させる硬化療法です。

痛みはありませんが、ALTAと違い約1年で薬剤の効果が薄れるため、繰り返し行う必要があります。

きれ痔《じ》（裂肛）

きれ痔《じ》

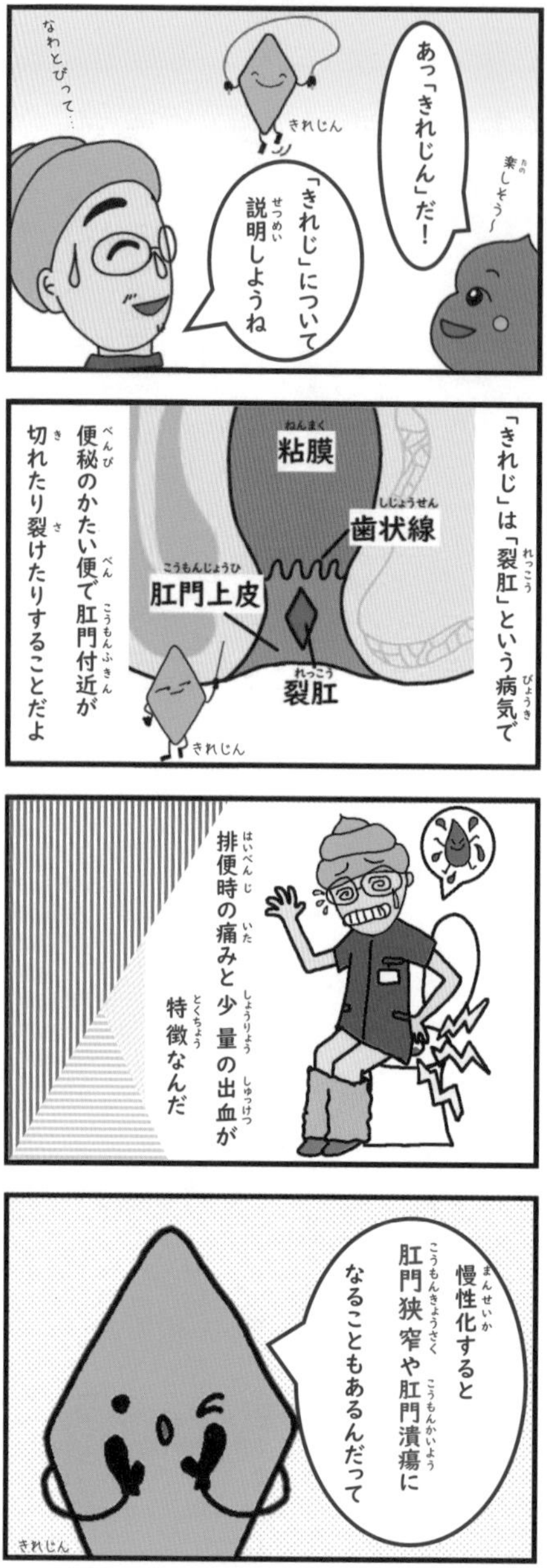

楽《たの》しそう～
あっ「きれじん」だ！
「きれじ」について説明《せつめい》しようね
なわとびって…
きれじん
「きれじ」は「裂肛《れっこう》」という病気《びょうき》で
粘膜《ねんまく》
歯状線《しじょうせん》
肛門上皮《こうもんじょうひ》
裂肛《れっこう》
便秘《べんぴ》のかたい便《べん》で肛門付近《こうもんふきん》が切《き》れたり裂《さ》けたりすることだよ
きれじん
排便時《はいべんじ》の痛《いた》みと少量《しょうりょう》の出血《しゅっけつ》が特徴《とくちょう》なんだ
慢性化《まんせいか》すると肛門狭窄《こうもんきょうさく》や肛門潰瘍《こうもんかいよう》になることもあるんだって
きれじん

切れ痔とは？

「痔病さへおこりて、消入計（きえいるばかのあまり気を失いそうになった。）になん。（持病まで起こって、苦しみ）」、と松尾芭蕉は「奥の細道」で詠んでいます。旅の途中できれ痔で辛かった時の心情を表しています。

そんなきれ痔は、痔核の次によくみられます。きれ痔は専門的には裂肛と言い肛門上皮に生じた亀裂・びらん（ただれている状態で、皮膚や粘膜の表皮が剥がれ落ちて下の組織が露出している）・潰瘍の総称です。

女性に多く、20歳から50歳によくみられます。原因として肛門上皮損傷説や肛門上皮虚血説が言われています。肛門上皮損傷説は硬い便が肛門を通るときに肛門上皮が切れたり裂けたりするという説です。

一方、肛門上皮虚血説は肛門の力が強すぎて肛門の血流が悪くなることで肛門上皮が切れるという説です。原因は、痔核と同様に生活習慣や排便習慣が悪いことです。

切れ痔の症状

症状は、急性のものと慢性のもので違います。

急性裂肛は排便時に肛門上皮が切れ、痛みを自覚したり血が出たりします。痛みはしばらく続くこともありますが、出血は少量のことが多くトイレットペーパーに真っ赤な血（鮮血）が少しつく程度です。繰り返し肛門上皮が切れると慢性化し、直腸側に肛門ポリープ（肥大化した乳頭）、肛門側に見張りいぼ（皮垂）ができることがあります。

これら裂肛、肛門ポリープ、見張りいぼを慢性裂肛の3徴（特徴的にみられる3つの症状）と言います。慢性化すると症状を自覚する頻度が増え、毎日苦しむこともあります。

肛門狭窄と切れ痔の治療

肛門狭窄《こうもんきょうさく》

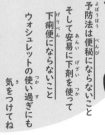

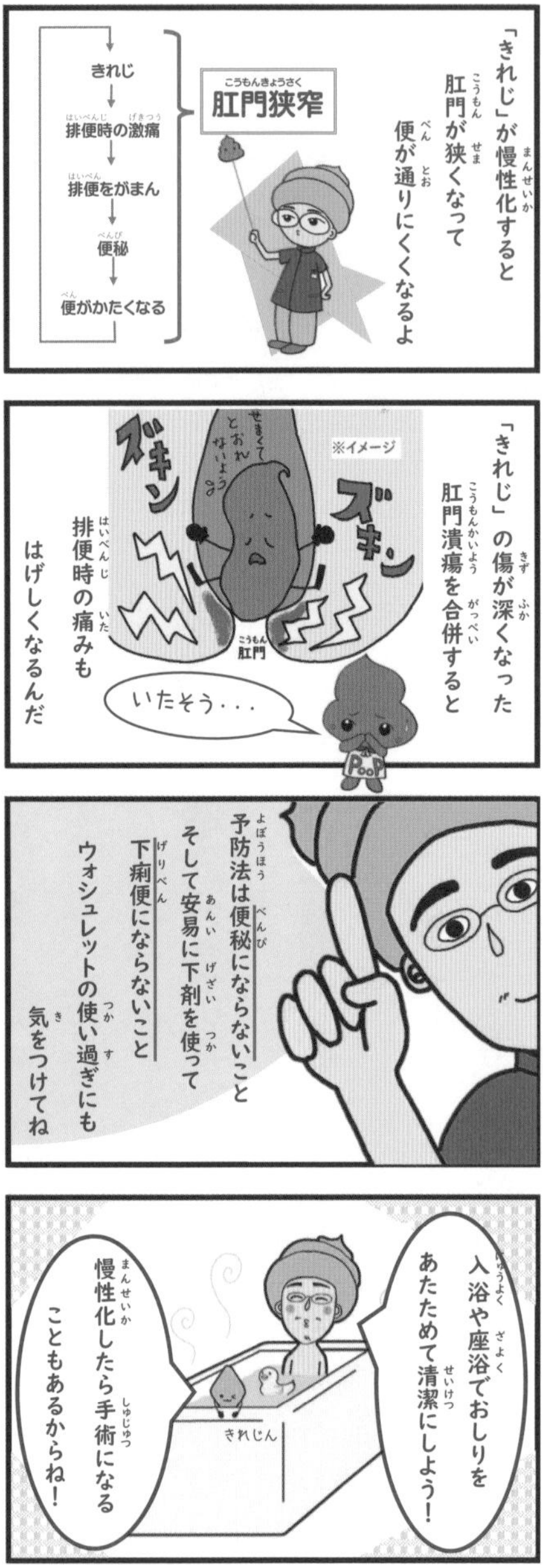

肛門狭窄

慢性裂肛がひどくなると便がでるたびに強い痛みと出血を認めるようになります。これは、肛門括約筋が強く収縮し続けることが一因と考えられます。

さらに肛門の皮膚が硬く伸展性がなくなり肛門が狭くなります（肛門狭窄）。ひどくなると小指が入らないほど狭くなり、細いうんちや下痢のうんちしか出なくなります。

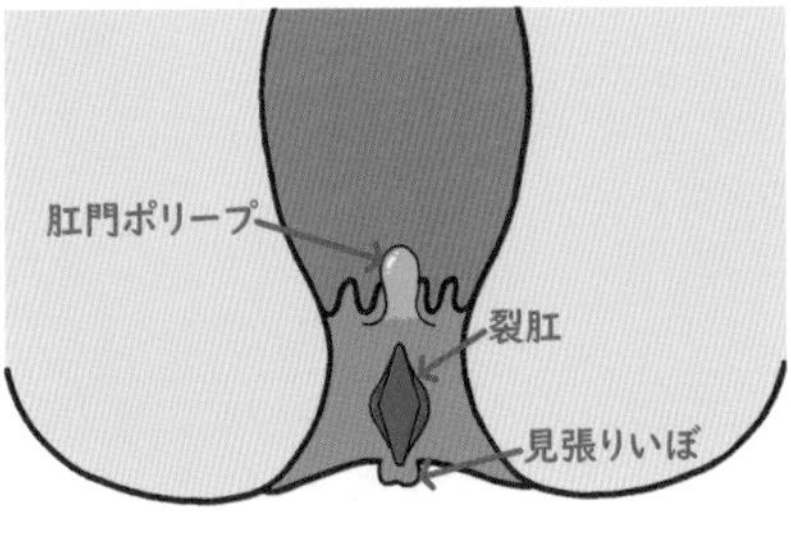

慢性裂肛
慢性化すると裂肛の前後にいぼができる

切れ痔は手術では治りにくいですが、こうなってくると手術が必要になる場合があります。

裂肛の治療

裂肛は痔核と同様に手術で治すことよりも、保存的治療が1番です。

保存的治療は痔核と同様に薬物療法だけでなく生活習慣と排便習慣を改善して肛門をいたわることであり、それが本当に大事です。

保存的治療を行っても症状が続く時に初めて外科的治療が考慮されます。

次に代表的な手術を示します。

①用手拡張術

肛門括約筋が過度に緊張することで、痛みが強い時に行います。

肛門に麻酔をかけた後に指を肛門に挿入し肛門を広げます。そうすることで肛門括約筋の過度の緊張を緩め、症状を改善します。

広げすぎると肛門括約筋が損傷し肛門が緩む可能性があります。

SSG（sliding skin graft）
皮膚弁移動術

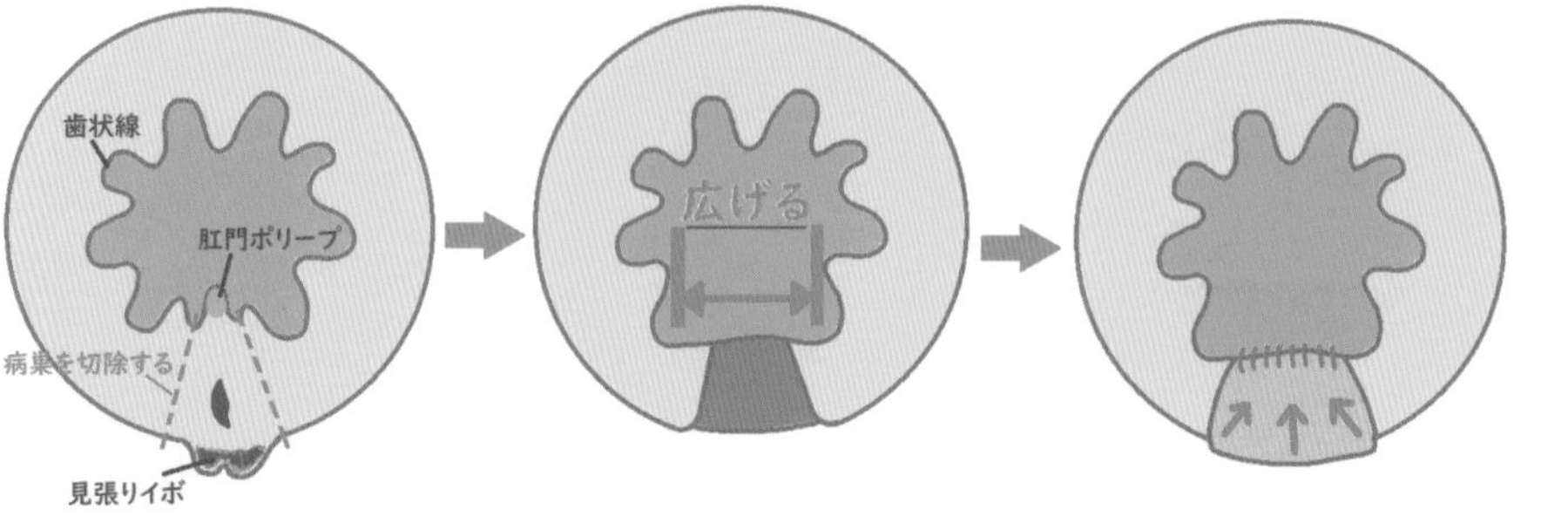

①肛門ポリープや潰瘍、見張りイボなどの病巣を切除する
②狭くなった肛門を切開して広げる
③切り取った部分にすぐ外側の皮膚を移動して縫い合わせる

②側方内肛門括約筋切開術（LSIS）

用手拡張術と同様に肛門括約筋が過度に緊張している人に行います。

肛門近くに1㎝程度の切開を加え、内肛門括約筋の一部を切開することで過度の緊張を緩めます。

切開を加えすぎると逆に肛門が緩む可能性があります。

③肛門形成術

肛門狭窄の人に行います。

肛門狭窄部に切開を徐々に加えて肛門を広げ、肛門の外側の皮膚を使って新しい肛門管を作成する方法です。

様々なやり方がありますが、SSG（sliding skin graft：皮膚弁移動術）法が代表的です。

④ポリープ切除、皮垂切除、裂肛切除

慢性化してできたポリープ、皮垂、裂肛を切除します。

緊張が強い場合や肛門狭窄では側方内肛門括約筋切開や肛門形成術を併用する必要があります。

⑤その他

海外では薬剤にて内肛門括約筋の緊張をとる方法もありますが、日本では保険適応になっていません。

裂肛の症状と治療

	主な症状	治療
急性	一時的なもの 出血・疼痛	保存的療法／手術療法
慢性	頻繁、ひどくなれば毎日 出血・疼痛 ポリープによる脱肛 感染を起こすと痔瘻	

あな痔（痔瘻《じろう》）

あな痔（痔瘻《じろう》）

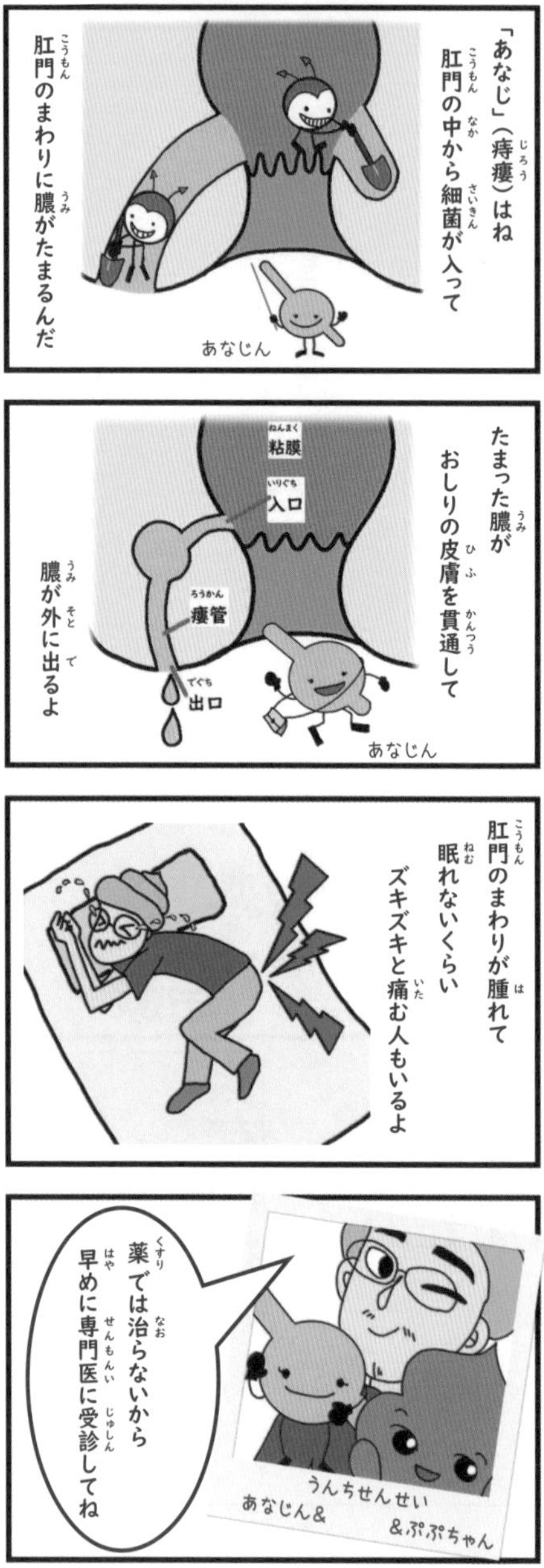

「あなじ」（痔瘻《じろう》）はね
肛門《こうもん》の中《なか》から細菌《さいきん》が入って
肛門《こうもん》のまわりに膿《うみ》がたまるんだ
あなじん
たまった膿《うみ》が
おしりの皮膚《ひふ》を貫通《かんつう》して
膿《うみ》が外《そと》に出《で》るよ
粘膜《ねんまく》
入口《いりぐち》
瘻管《ろうかん》
出口《でぐち》
あなじん
肛門《こうもん》のまわりが腫《は》れて
眠《ねむ》れないくらい
ズキズキと痛《いた》む人もいるよ
薬《くすり》では治《なお》らないから
早《はや》めに専門医《せんもんい》に受診《じゅしん》してね
あなじん＆
うんちせんせい
＆ぷぷちゃん

●あな痔とは?

あな痔は痔瘻といい、30～40代の男性に多い病気です。

さて、痔瘻で苦しんだ歴史上の人物とはいったい誰でしょう。それは「吾輩は猫である」「坊ちゃん」で有名な夏目漱石です。夏目漱石は45歳の時に痔瘻を患い、2回にわたって手術を受けたそうです。その際、かなり痛かったと手紙に書いています。

ではどのようにして痔瘻になるのでしょうか。じつは**痔瘻は、痔核や裂肛のように排便習慣が悪いことが原因ではなく、感染が原因の病気と考えられています。**

排便習慣が良くても腸の中には細菌が多く存在しています。肛門と直腸の境を歯状線といいますが、そこに肛門陰窩というくぼみがあります。腸にいる細菌がたまたま肛門陰窩から入り、その奥の肛門腺で増え感染を起こします。感染により肛門周囲に膿がたまり、膿の袋（膿瘍）ができます。そうなると赤く腫れて熱を持ち、さらに強い痛みを感じるようになります。その痛みは夜も眠れないほどになることがあります。

ひどい場合にはフルニエ症候群（壊死性筋膜炎）により、敗血症（生命を脅かす感染に対する生体反応で、組織障害や臓器障害を引きおこす）をきたすこともあります。

命にかかわることもあるので、たかが肛門の病気と軽くみたらだめですよ。膿瘍は抗生剤などの保存的療法だけでは改善しにくく、放置すると膿瘍は大きくなります。自然に破れて膿がでるか、皮膚を切開して膿を出すと膿瘍はしぼみ腫れや熱、痛みなどの症状は改善しますが、これで治ったわけではありません。その後膿瘍の周りが硬くなり約30％程度の頻度で肛門まわりの皮膚につながるトンネル（瘻管）ができ、痔瘻となります（原因となった肛門陰窩を原発口、膿が出たあとの部分を二次口という）。ここが細菌の通り道となり感染を繰り返すようになります。そのため痔瘻は自然に治癒することはまれで、放置すると繰り返すため基本的に手術が必要となります。

痔瘻は単純痔瘻と複雑痔瘻に分けられます。単純痔瘻とは原発口から二次口までの道が1本であるのに対して、複雑痔瘻は瘻管が枝分かれしたり体の奥の方に広がったりするものです。複雑痔瘻のほうが治りにくいです。また原発となる肛門陰窩は6～11個あり、1度治っても別の陰窩が原因でまた痔瘻になることがあります。特殊な痔瘻として、裂肛・クローン病・結核・HIV感染などが関与する場合があります。これらが疑われる場合には大腸カメラ（下部消化管内視鏡検査）などで詳しく調べる必要があり、手術だけでは完全に治せないことがあります。

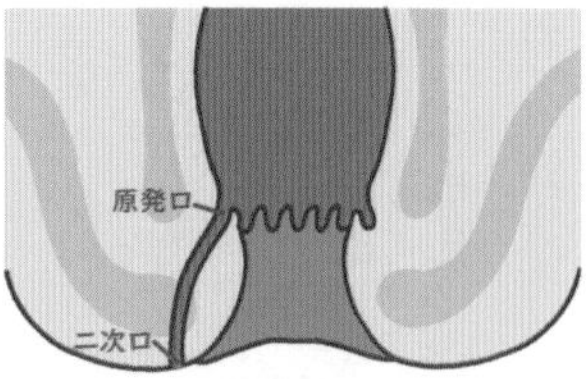

単純痔瘻
原発口から二次口が1本の浅い痔瘻

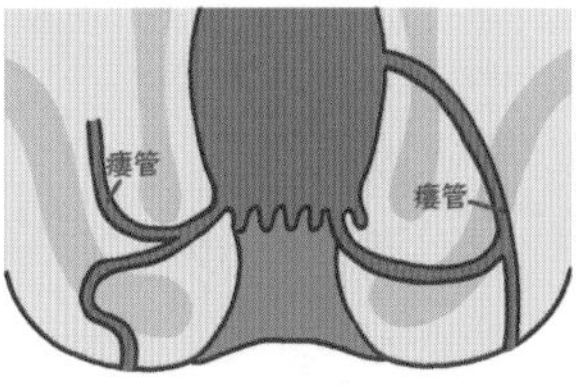

複雑痔瘻
瘻管が枝分かれしたり体の奥の方に広がったりする深い痔瘻

●あな痔の治療

手術は入り口（原発口）を処理することが重要です。そうすることで再度その場所から細菌が入らないようにできるからです。以下に代表的な手術をあげますが、手術の傷が治るのは数か月以上かかることがあります。

①切開開放術

切開開放手術は、入り口（原発口）から出口（二次口）までの瘻管を取り除くか、瘻管の壁を切り開き、傷口は開いたままにします。その傷は自然に盛り上がり、最後は皮膚が閉じることで隙間なく治ります。閉鎖してしまうと奥の隙間に細菌が入り込み、感染を繰り返すことがあるからです。痔瘻の深さや場所によっては括約筋が大きく傷ついてしまい肛門の締まりが悪くなることがあります。しかし再発しにくい方法であり、肛門の機能にあまり影響しない肛門の後方（背中側）ではよく行われる方法です。

②シートン法

瘻管の入り口（原発口）から出口（二次口）へゴムの糸を通して縛ります。その後、徐々にゴムの糸を締めて食い込ませていきます。こうすることでゴムが瘻管を徐々に切開し、開放された瘻管は自然に盛り上がっていきます。切開開放術に比べて治療が終わるまで長い時間がかかりますが、肛門の機能低下や変形、手術後の痛みが少ない方法です。

③肛門括約筋温存術

括約筋をできるだけ傷つけないように入り口（原発口）から出口（二次口）までの瘻管をくり抜いて切除し、切除後のトンネルを縫って閉鎖します。肛門括約筋の障害が少ない方法ですが、やや再発しやすいのが欠点です。その欠点を克服するために様々な工夫が行われています。

●豆知識：フルニエ症候群（壊死性筋膜炎）

壊死性筋膜炎とは、細菌が筋膜に感染し急速に壊死（組織が死んでしまうこと、腐った状態）が周りに広がる病気です。身体のどこでもなることがありますが、直腸や肛門、尿道などの感染から広がるものをフルニエ症候群といいます。

フルニエ症候群となった人の半分に、糖尿病やアルコール中毒を認めます。この病気は敗血症となることもあり、そうなると腎臓や肝臓なども害されます。治療が遅れると命の危険もあるので、適切で早急な治療が必要です。

肛門の周りは恥ずかしいとなかなか病院に行かない人も多いですが、がん以外にもこんなに怖い病気があるんです。悩んだり苦しんだりする前に病院で受診しましょう。

骨盤の病気

骨《こつ》・盤《ばん》・底《てい》・筋《きん》

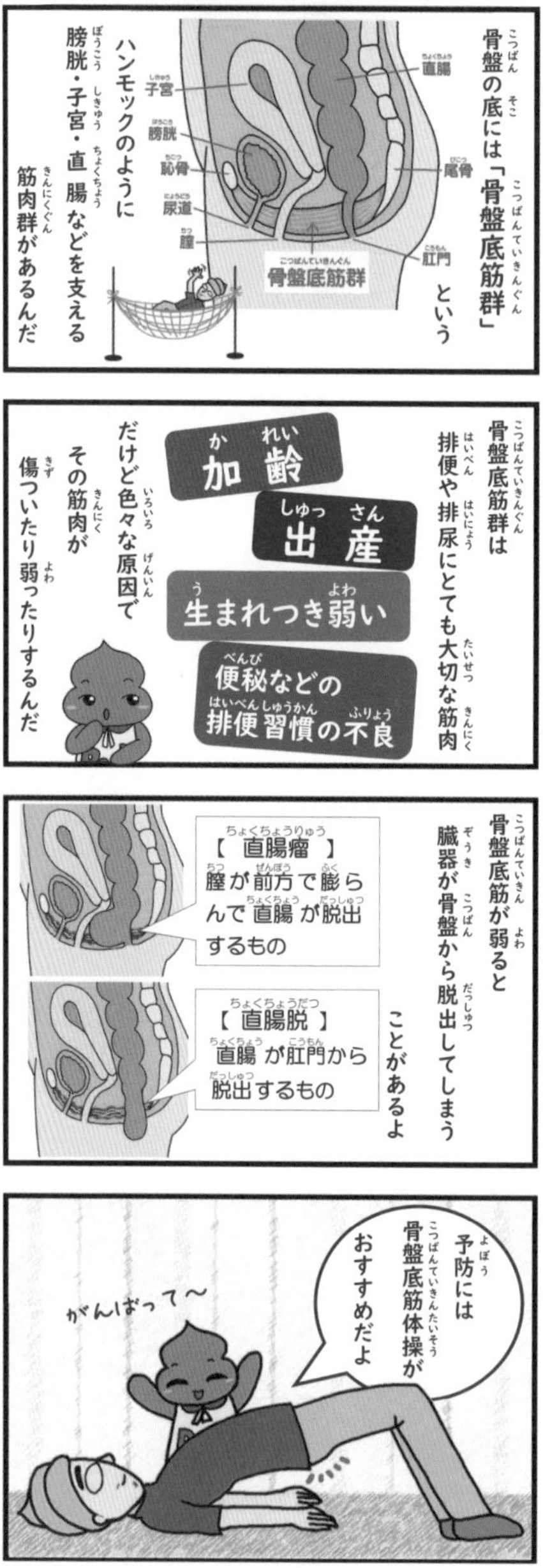
骨盤《こつばん》の底《そこ》には「骨盤底筋群《こつばんていきんぐん》」という
直腸《ちょくちょう》
尾骨《びこつ》
肛門《こうもん》
骨盤底筋群《こつばんていきんぐん》
子宮《しきゅう》
膀胱《ぼうこう》
恥骨《ちこつ》
尿道《にょうどう》
膣《ちつ》
ハンモックのように
膀胱《ぼうこう》・子宮《しきゅう》・直腸《ちょくちょう》などを支える
筋肉群《きんにくぐん》があるんだ
骨盤底筋群《こつばんていきんぐん》は
排便《はいべん》や排尿《はいにょう》にとても大切《たいせつ》な筋肉《きんにく》
加齢《かれい》
出産《しゅっさん》
生《う》まれつき弱《よわ》い
便秘《べんぴ》などの排便習慣《はいべんしゅうかん》の不良《ふりょう》
だけど色々《いろいろ》な原因《げんいん》で
その筋肉《きんにく》が
傷《きず》ついたり弱《よわ》ったりするんだ
骨盤底筋《こつばんていきん》が弱《よわ》ると
臓器《ぞうき》が骨盤《こつばん》から脱出《だっしゅつ》してしまう
ことがあるよ
【 直腸瘤《ちょくちょうりゅう》 】
膣《ちつ》が前方《ぜんぽう》で膨《ふく》らんで直腸《ちょくちょう》が脱出《だっしゅつ》するもの
【 直腸脱《ちょくちょうだつ》 】
直腸《ちょくちょう》が肛門《こうもん》から脱出《だっしゅつ》するもの
予防《よぼう》には
骨盤底筋体操《こつばんていきんたいそう》が
おすすめだよ
がんばって～

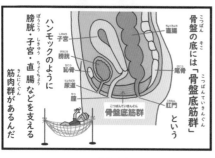

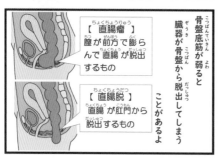

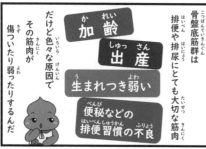

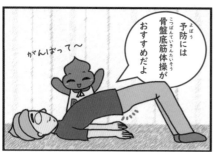

骨盤とは脊柱と大腿骨の間で体を支える強固に一体化した一群の骨のことです。直腸はこの中を通ります。

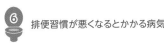

●骨盤底筋

その骨盤の底に位置してハンモックのように膀胱・子宮・直腸などを支えているのが骨盤底筋群で、排便や排尿にとっても大切な筋肉です。しかし骨盤底筋群や靭帯・膜が傷ついたり弱くなったりすることで膀胱・子宮・直腸が骨盤から脱出する病気を骨盤臓器脱と言います。その中で直腸が肛門から脱出するものを直腸脱、膣が前方に膨らんで直腸が脱出するものを直腸瘤（経膣直腸脱）と言います。

原因として、先天的要因（生まれつき弱い）、排便習慣の不良（便秘など）、出産や老化などがあげられます。直腸脱や直腸瘤になることで便秘だけでなく便失禁などの排便障害が生じます。

そうなると悪循環となり、さらに症状が悪くなることがあります。

治療としてはまず排便習慣の改善を行いますが、1度なると症状の改善は難しく手術が必要となります。症状が出たら我慢しても治りません。そうならないように予防することが大事で、普段から骨盤底筋体操をすることがお勧めです。もし症状が出たら悩まないで大腸肛門の専門医に相談しましょう。

①直腸脱

直腸脱は、脱肛として病院を受診されることが多いですが、痔核の脱肛と違い腸の全周が反転して出てきます。

大きい場合には肛門から腸が像の鼻のように10㎝以上もでることがあり、粘液や便が漏れるようになったり（便失禁）、脱出した粘膜から血が出たり、強い痛みを感じることもあります。

年をとるだけでなく生まれつきのこともありますが、直腸の固定が弱くなったところにいきみ続けて排便時間が長くなることがひとつの原因です。

高齢者の女性に多いですが、若い男性でも排便の習慣が悪いと発症します。

直腸脱になってからでは骨盤底筋体操や排便習慣の改善などでは症状は完全に消えません。

腸が出たままだと**座ったり歩いたりするのが難しくなり著しく日常生活が害されます。**

治療には手術が必要になりますが、怖がらずに相談してくださいね。

②直腸瘤

テレビでも紹介された下剤などをいくら使用してもうんちが出ないいわゆる「スーパー便秘」となる病気で、女性に認められる骨盤臓器脱のひとつです。

直腸と膣の間の壁が弱くなり直腸が膣に向かって袋状に突出し、うんちを出そうと思ってもそこにうんちが溜まります。

そうなることで便が出なくなったり、便が出たとしてもうんちが残ったりします。

こうなった場合は膣の中から膣の後ろ側を押さえることで便が出やすくなります。

肛門指診である程度は診断できますが、「排便造影検査」を行うことで実際に直腸が前側に膨らむ様子を確認することができます。

下剤などの治療で効果ない場合は、手術が必要になることもあります。

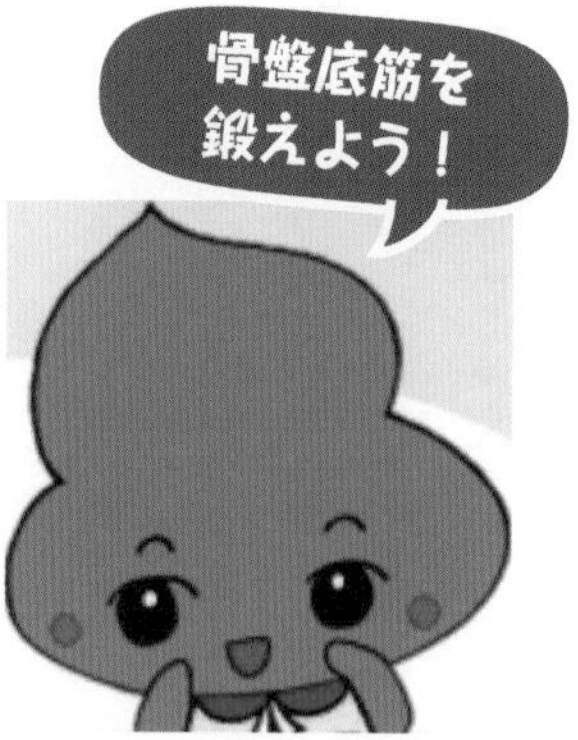

骨盤底筋体操 ～初級編～

尿失禁や便失禁の予防や改善が期待できます。

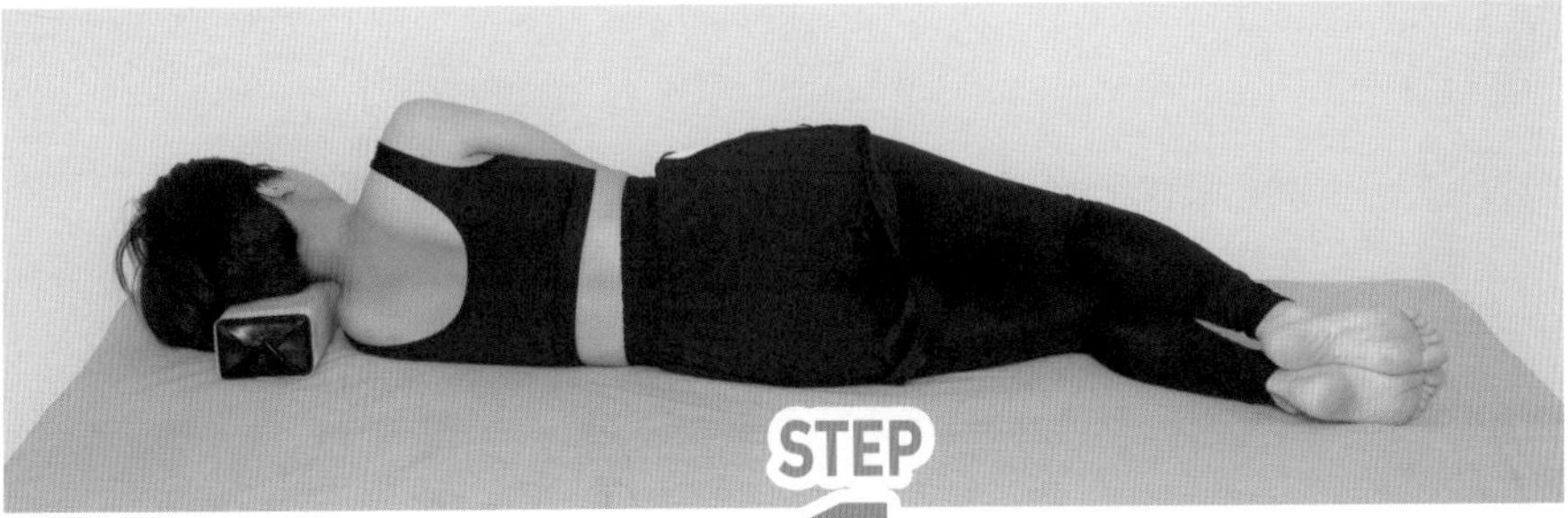

STEP 1

ベッドに横向きになります。

STEP 2

鼻から息を吸い、息をはきながらおしりを 5 秒間しめたあと、しっかりとおしりをゆるめましょう。

（女性は膣をしめるように意識してみましょう。5 秒間しめることが難しい方は、まずはしめたり、ゆるめたりの練習から始めてみましょう。

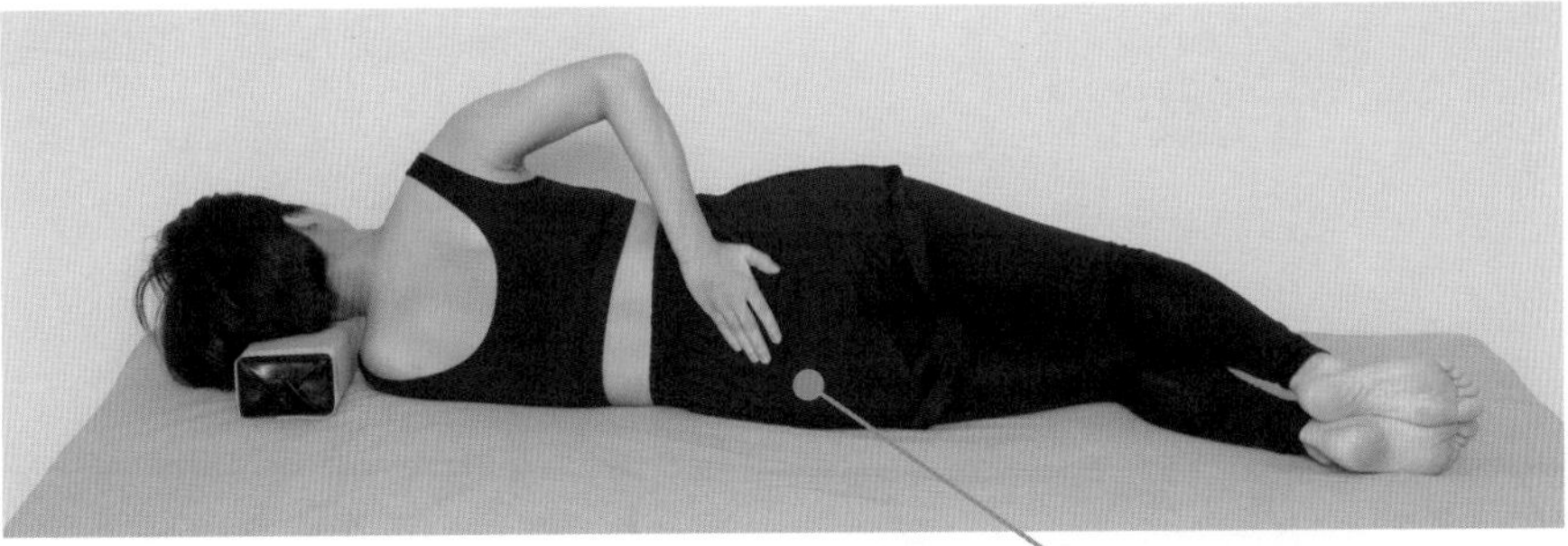

尾骨の下のほうに指をおきます。しまっている時は指が体の中心にへこみ、ゆるめた時は元の位置に戻ります。

POINT

重力のかからない横向きの姿勢から始めてみましょう。

骨盤底筋体操 ～応用編～

初級編の次は、座った姿勢でやってみましょう。丸めたタオルがあるとより効果的です。

STEP
1
おしりのわれめに丸めたタオルをおき、座ります。
タオルがなくても運動はできますので安心して下さい。

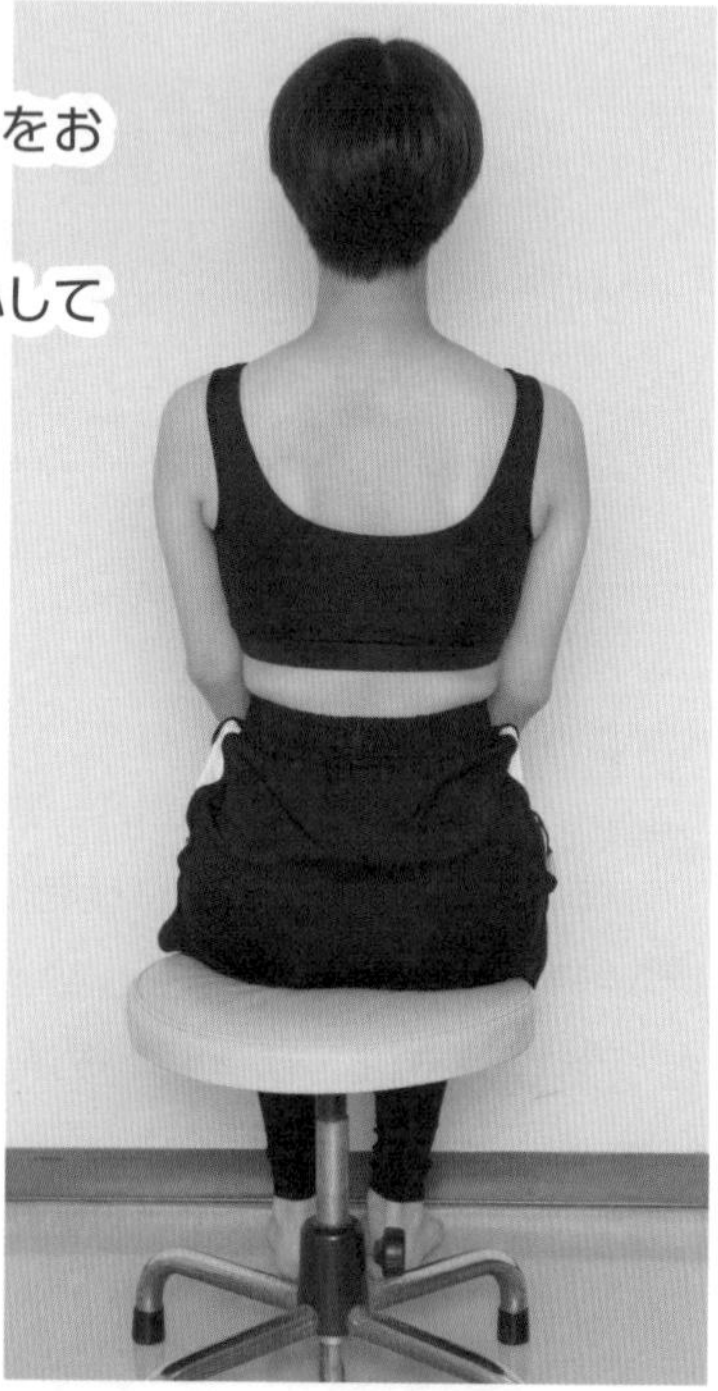

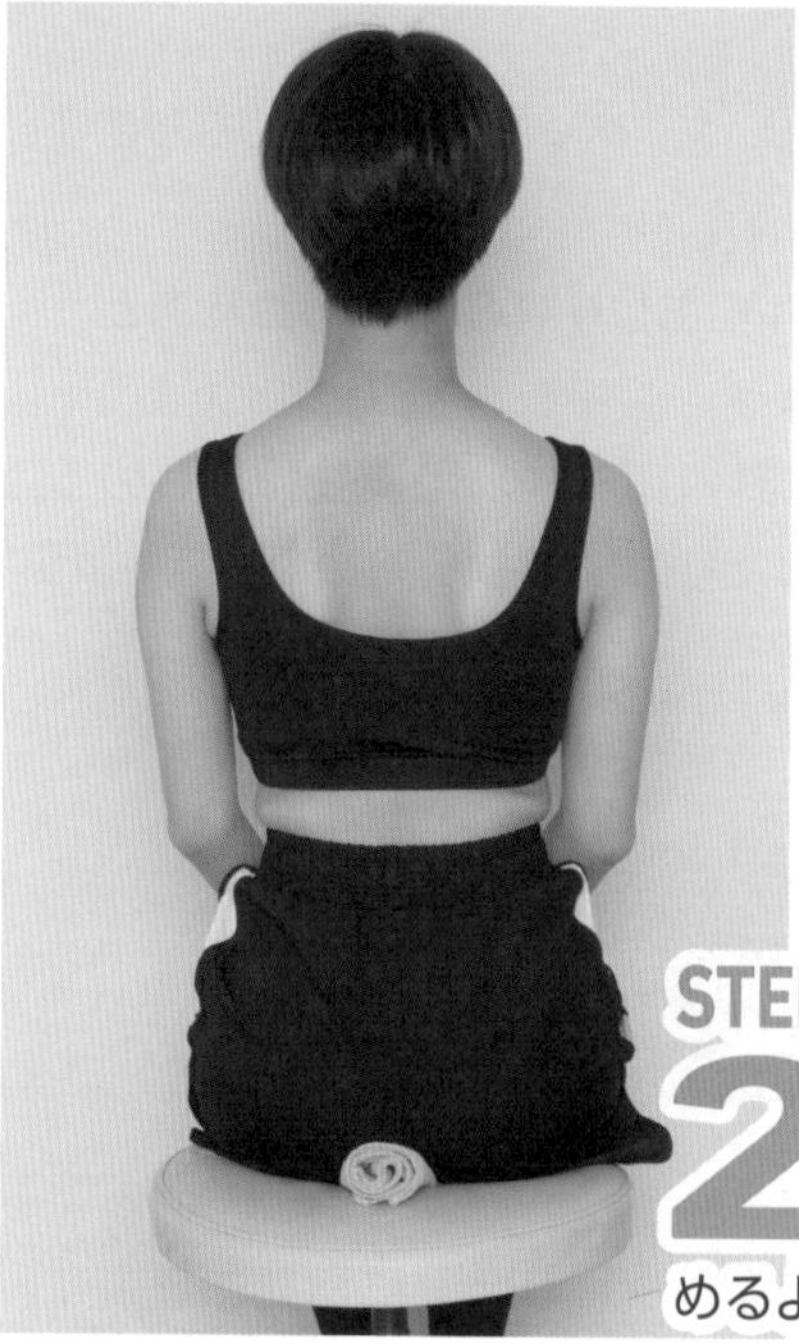

STEP
2
鼻から息を吸い、ゆっくりはきながらおしりをしめます。女性は膣をしめるように意識してみましょう。5 秒間しめ続けてゆるめましょう。

POINT

慣れてきたら、しめ続ける時間を長くしていきましょう。

骨盤前後運動

骨盤底筋体操をより効果的におこなうために、骨盤周囲の柔軟性は大切です。また、排便姿勢をとりやすくなります。

STEP 1

椅子に座った状態で背中を伸ばし、腰に手を当てます。足は軽く肩幅くらいに開きましょう。

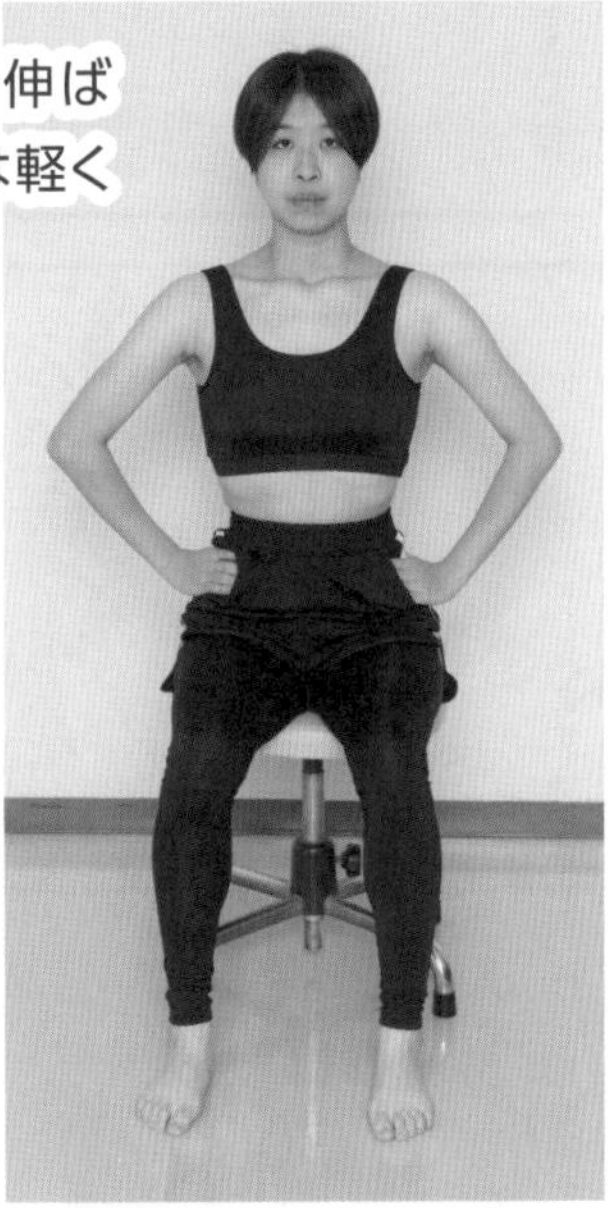

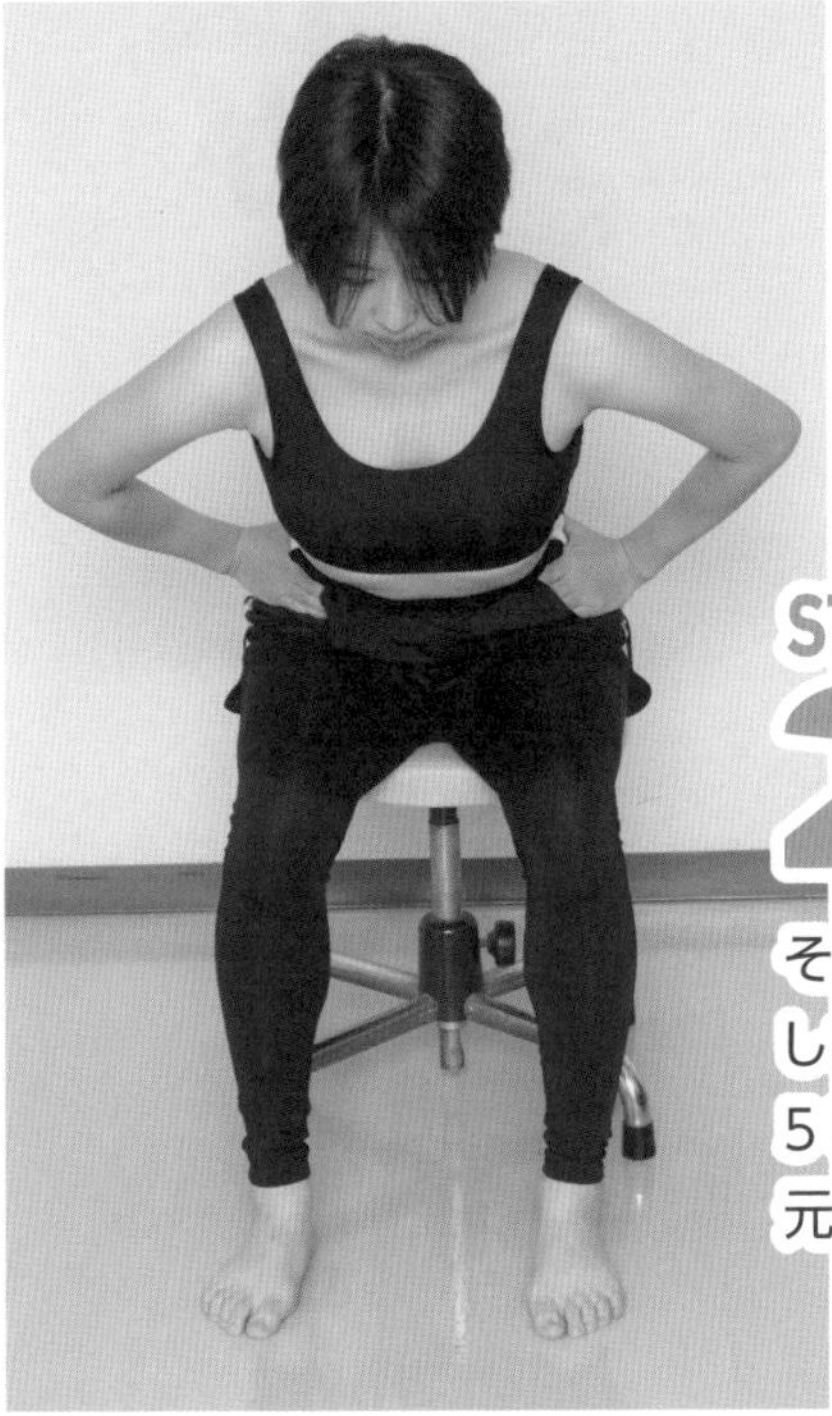

STEP 2

そのまま体を前に倒します。倒したまま、5秒間保ち、ゆっくり元の位置に戻します。

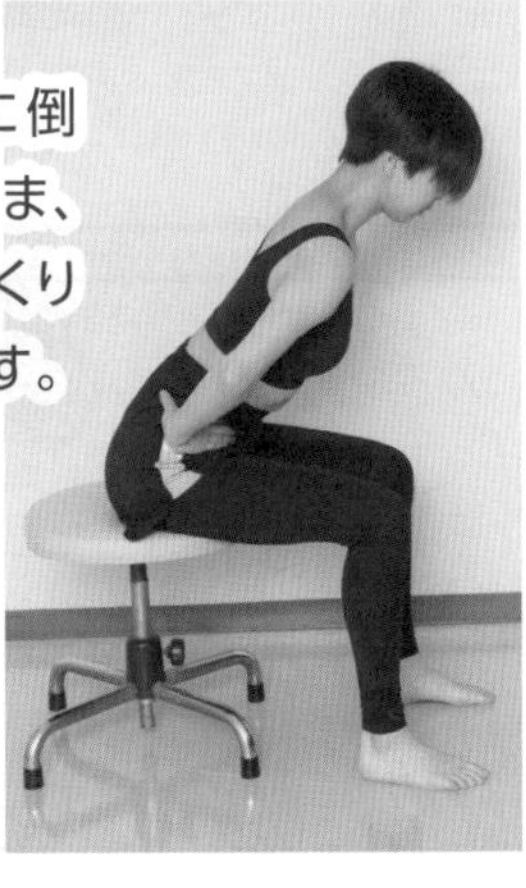

POINT

背筋を伸ばしたまま体を倒しましょう。

排便習慣が悪くなるとかかる病気

過敏性腸症候群《かびんせいちょうしょうこうぐん》

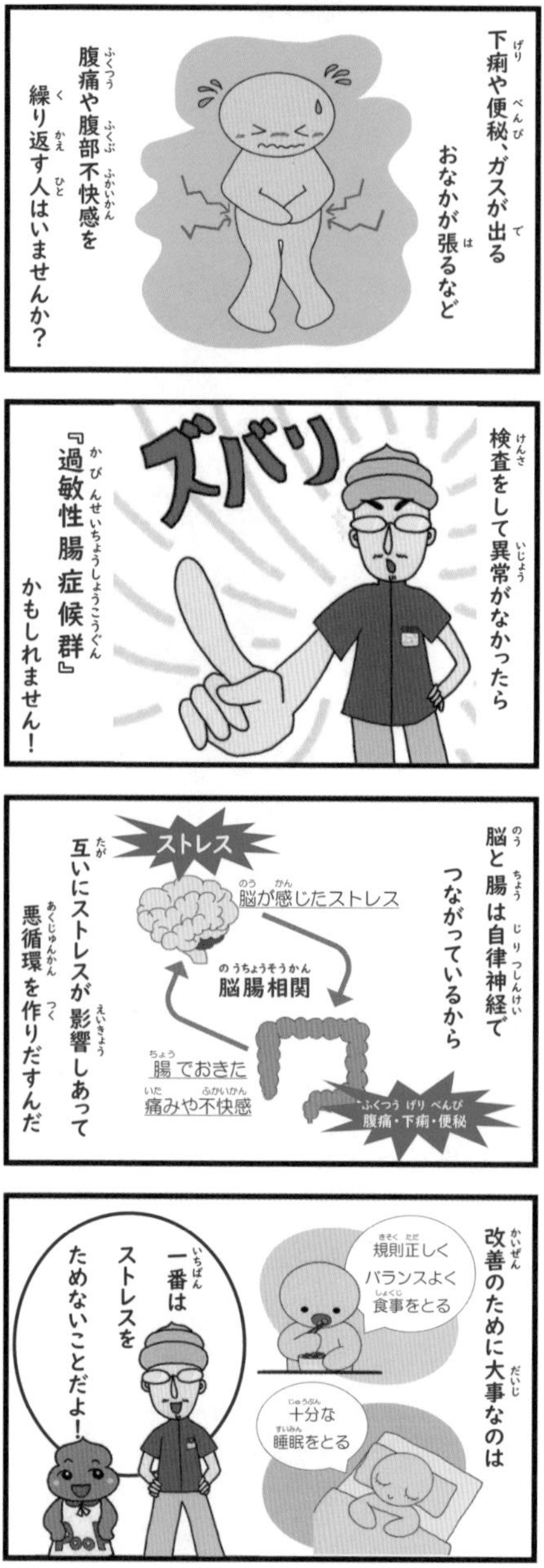
下痢《げり》や便秘《べんぴ》、ガスが出《で》る
おなかが張《は》るなど
腹痛《ふくつう》や腹部《ふくぶ》不快感《ふかいかん》を
繰《く》り返《かえ》す人《ひと》はいませんか？
検査《けんさ》をして異常《いじょう》がなかったら
ズバリ
『過敏性腸症候群《かびんせいちょうしょうこうぐん》』
かもしれません！
脳《のう》と腸《ちょう》は自律神経《じりつしんけい》で
つながっているから
ストレス
脳《のう》が感《かん》じたストレス
脳腸相関《のうちょうそうかん》
腸《ちょう》でおきた
痛《いた》みや不快感《ふかいかん》
腹痛《ふくつう》・下痢《げり》・便秘《べんぴ》
互《たが》いにストレスが影響《えいきょう》しあって
悪循環《あくじゅんかん》を作《つく》りだすんだ
改善《かいぜん》のために大事《だいじ》なのは
規則《きそく》正《ただ》しく
バランスよく
食事《しょくじ》をとる
十分《じゅうぶん》な
睡眠《すいみん》をとる
一番《いちばん》は
ストレスを
ためないことだよ！

「急にうんちの出が悪くなった」、「急に下痢が止まらない」、「うんちに血が混じっている」などと感じたら注意信号かもしれません。**うんちの出方がが急に変わる、ダイエットもしてないのに体重が減る、便に血が混じる、お腹にしこりができる、お腹が膨れる、熱がでる、関節が痛いなどの症状は警告症状です。**また50歳以上で症状がでる、大腸の病気になったことがあり家族に大腸の病気になった人がいたりすると危険因子です。

このような警告症状と危険因子がある場合は、大腸自体に異常がある可能性があるからです。病院に行って採血や大腸内視鏡検査などしっかり検査を受けましょう。

病院へ行っても「大腸や肛門にも異常がない。いろいろ気をつけているのに便が出にくい」と思われる場合、直腸瘤などの病気が隠れているかもしれません。また年をとると糖尿病、パーキンソン病や精神疾患などいろいろな病気を患い、それに合わせていろいろな薬を飲むことがよくあります。**病気や薬によって便がうまく出せなくなったりしますので注意しましょう。**

次に排便の調子が悪くなる代表的な病気を説明します。

●過敏性腸症候群（IBS）

「緊張したらお腹が痛くなる」「便の前にいつもお腹が痛い」「ずっとお腹が張っている」など便秘や下痢を繰り返すだけでなく、**お腹が痛くなったり違和感が強くて気持ち悪かったりすることがありませんか？**　まずは病院に行って大腸内視鏡検査や腹部超音波検査、CT検査などを受けましょう。でも検査をしても異常がないと言われて悩むことがあるかもしれません。それは「過敏性腸症候群」かもしれません。

過敏性腸症候群とは、腹痛や不快感を認めつつ便秘や下痢などのうんちの異常（排便回数や便の形の異常）が数ヵ月以上続く状態で検査では異常の見つからない病気です。

10人に1人が自覚すると言われており日常的によくみられ、**命に関わる病気ではないですが、日常生活に支障がでることもあります。**

もともと腸と脳の間で「脳腸相関」といい情報交換が行われています。ストレスや緊張などの情報が脳から腸に送られ、腸の蠕動運動が不規則になって知覚過敏となり痛みを感じるようになります。ストレスなどの心理社会的因子が影響し「自律神経の乱れ」が原因と言われています。感染性腸炎（細菌やウイルスによる）後に過敏性腸症候群（IBS）になりやすいことから腸内フローラの乱れも原因になると考えられます。診断はいろいろな一般的な検査で異常がないことが前提で

①排便によって症状が改善する
②排便頻度の変化とともに始まる
③便形状の変化とともに始まるが、6か月以上前から症状があり、最近3か月は月に3日以上にわたって腹痛もしくは腹部不快感が繰り返し起こり、①〜③の2項目以上があることです。

簡単にいうと**便秘や下痢でお腹の症状が強いものが「過敏性腸症候群」となります。**

まず最初の治療は薬ではなくやはり生活習慣の改善です。

暴飲暴食、アルコールなどの刺激物を控えて、食事を規則的にバランス良く1日3食摂る、ストレスを溜めない（これが1番難しい）睡眠を十分にとることが大事です。

●炎症性腸疾患

自分を守るために存在する免疫の働きが異常となり、**自分の免疫細胞が自身の腸を攻撃することで腸に炎症を起こす疾患です。**「潰瘍性大腸炎」と「クローン病」などがあり、指定難病に入っています。

指定難病とは

1）発病の機構が明らかでなく
2）治療方法が確立していない
3）希少な疾患である
4）長期の療養を必要とする
5）患者数が本邦において一定の人数（人口の約0．1％程度）に達しないこと
6）客観的な診断基準（またはそれに準ずるもの）が成立している

という6つの条件を満たすものです（難病法）。

症状として下痢・血便、腹痛や発熱などを認めます。内服や点滴などで治療されますが、1度発症すると完全に治ることはまれ、で落ち着いたとしても根気よく治療を継続する必要があります。

潰瘍性大腸炎

潰瘍性大腸炎は、大腸の粘膜にびらん（いわゆるただれている状態で、皮膚や粘膜の表皮が剥がれ落ちて下の組織が露出している）や潰瘍ができる慢性の炎症性疾患です。

血便と下痢、腹痛が特徴的な症状で、直腸から口の方に向かって連続的に広がり、大腸全体に及ぶこともあります。遺伝的な要因や環境的な要因などが重なり合って発病すると考えられています。

近年増加傾向にあり、日本で17万人程度の患者がいます。

男女差はなく、男性で20〜24歳、女性では25〜29歳がピークです。

他の炎症疾患を除外し、大腸内視鏡検査や生検による病理診断（大腸の粘膜の細胞を一部採取して顕微鏡で細胞を観察する）を行い診断します。

治療として、栄養療法や薬剤治療が中心に行われますが、薬剤治療が効かず出血がひどかったり腸に穴が開いたり（腸穿孔）すると手術が必要になることもあります。

クローン病

潰瘍性大腸炎と違い、大腸だけでなく口から肛門まですべての消化管に慢性の炎症や潰瘍ができる疾患です。小腸と大腸、特に小腸の最後の部位（回腸末端部）に好発します。遺伝的な要因や環境的な要因などが重なり合って発病すると考えられています。潰瘍性大腸炎より少ないものの近年増加傾向にあり、日本で5万人程度の患者がいます。男性の方が女性より2倍多く、男性で20～24歳、女性では15～19歳と若年者に多くみられます。

胃内視鏡検査や大腸内視鏡検査、小腸の観察のために小腸造影やカプセル内視鏡、CT、腹部超音波検査などが行われます。また生検による病理診断も行い、総合的に診断します。痔瘻など特徴的な肛門病変もよくみられ、肛門病変からクローン病が診断されることもあります。

治療として、薬剤治療（5-アミノサリチル酸（5-ASA）や副腎皮質ステロイドなどや栄養療

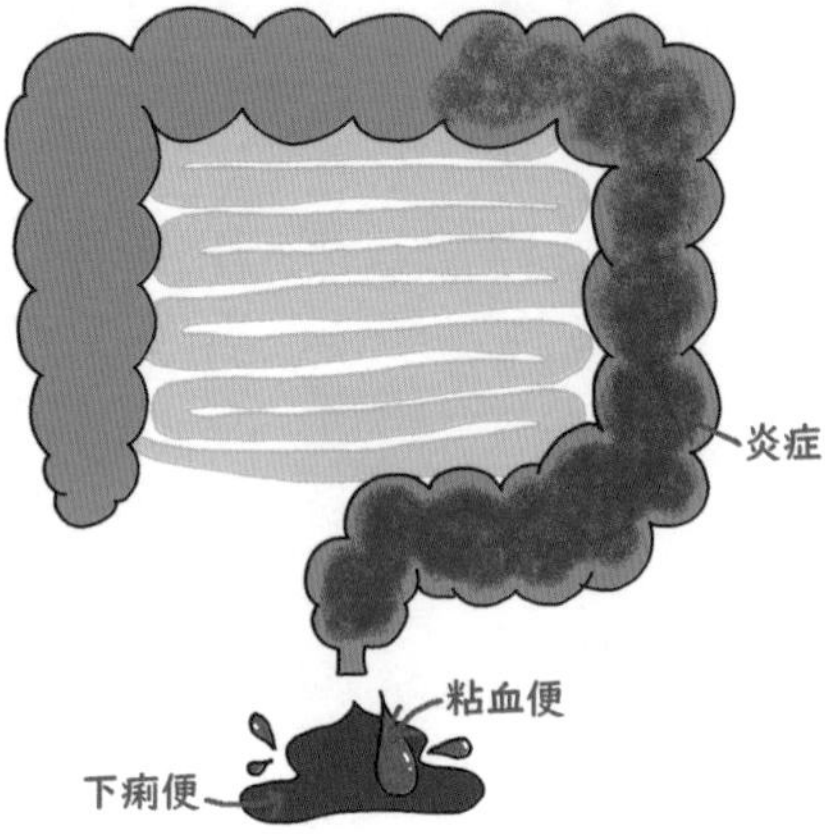

潰瘍性大腸炎
- 大腸にだけ炎症が起きる
- 病変は肛門側から結腸側へ連続的に広がる

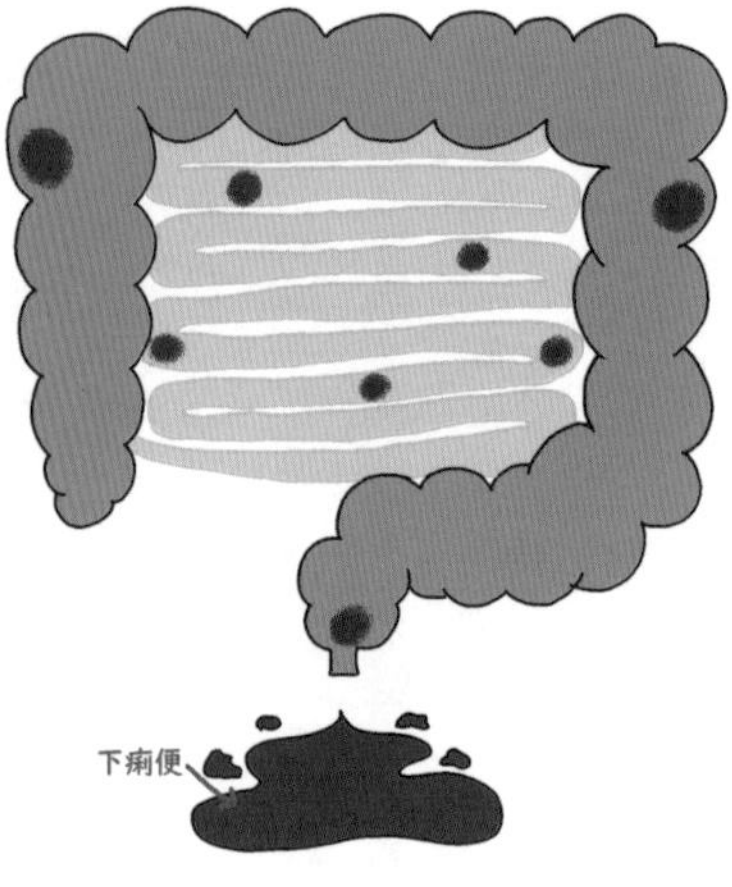

クローン病
- 小腸から大腸を中心に口から肛門までの全消化管に炎症が起こる
- 病変は非連続性（飛び飛び）

法が中心に行われます。

腸が詰まったり（腸閉塞）、腸に穴が開いたり（腸穿孔）、膿が溜まったり（膿瘍）すると手術が必要になることもあります。

●大腸憩室症と虚血性腸炎

血液のうんち（下血）の原因で1番多いものになります。


大腸憩室症は大腸の壁に小さな袋のように飛び出ているものであり、便秘などにより腸の中の圧力が高まることが原因と言われています。

炎症を起こして痛みや熱が出たり（憩室炎）、出血したりします。ひどい場合には憩室の部分に穴が開いてお腹の中に便が出てしまい炎症を起こす腹膜炎になり、重篤になることもあります。また憩室炎を繰り返すと腸自体が狭くなり便秘や下痢となることもあります。

虚血性腸炎はその名の通り腸への血の流れが悪くなり腸が炎症を起こして腹痛、下痢や下血を症状とする病気です。大腸憩室による出血は痛みを伴わないですが、虚血性腸炎は腹痛を伴います。

治療は絶食にして点滴するなど保存的な治療で1〜2週間で改善します。

ひどくなれば狭窄など認め、うんちの異常をきたします。

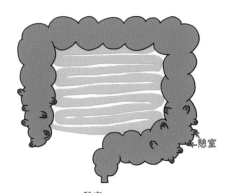

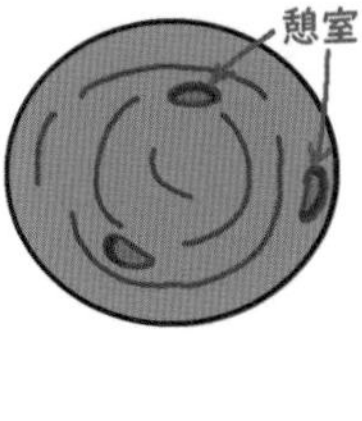

・大腸の内側から見ると小さな穴が空いているようにみえる

大腸憩室症

・大腸憩室とは大腸の壁に小さな袋のように飛び出ているもの
・加齢などに伴う大腸の変化で便秘などで腹圧がかかることで起こる

大腸がん

大腸《だいちょう》がんについて

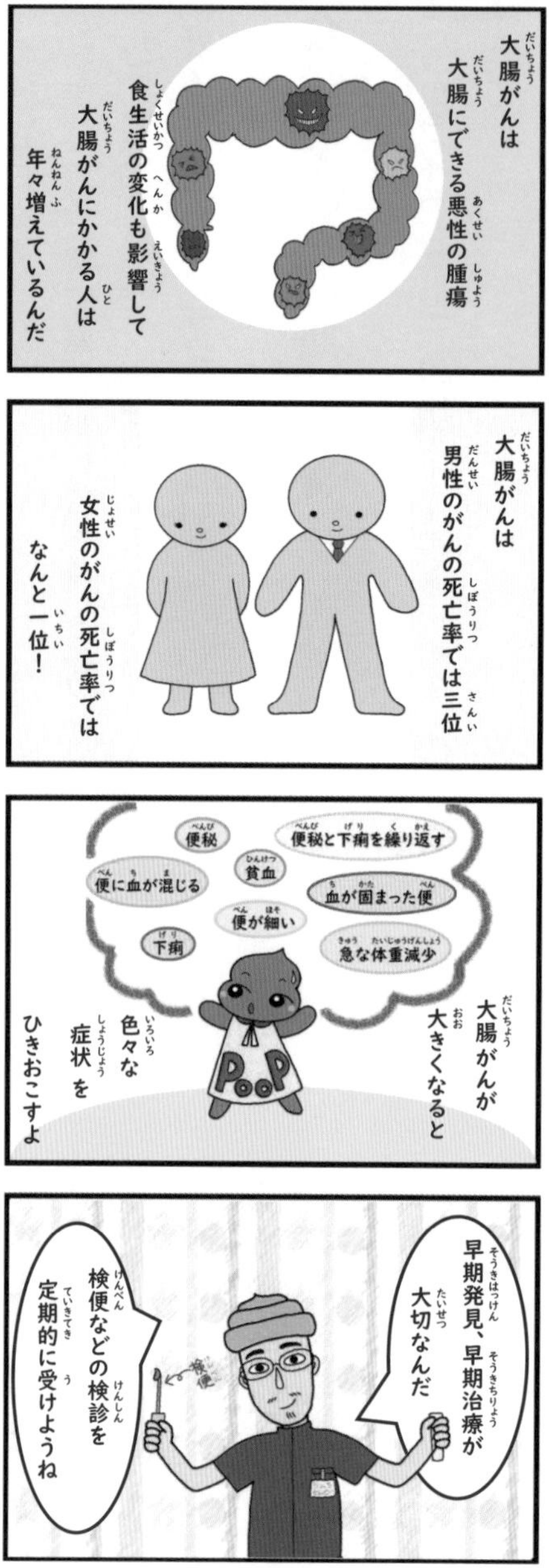

大腸《だいちょう》がんは
大腸《だいちょう》にできる悪性《あくせい》の腫瘍《しゅよう》
食生活《しょくせいかつ》の変化《へんか》も影響《えいきょう》して
大腸《だいちょう》がんにかかる人《ひと》は
年々増《ねんねんふ》えているんだ
大腸《だいちょう》がんは
男性《だんせい》のがんの死亡率《しぼうりつ》では三位《さんい》
女性《じょせい》のがんの死亡率《しぼうりつ》では
なんと一位《いちい》！
便秘《べんぴ》と下痢《げり》を繰《く》り返《かえ》す
便秘《べんぴ》
貧血《ひんけつ》
便《べん》に血《ち》が混《ま》じる
血《ち》が固《かた》まった便《べん》
便《べん》が細《ほそ》い
急《きゅう》な体重減少《たいじゅうげんしょう》
下痢《げり》
大腸《だいちょう》がんが
大《おお》きくなると
色々《いろいろ》な
症状《しょうじょう》を
ひきおこすよ
PooP
早期発見《そうきはっけん》、早期治療《そうきちりょう》が
大切《たいせつ》なんだ
検便《けんべん》などの検診《けんしん》を
定期的《ていきてき》に受《う》けようね

大腸がんでの罹患率と死亡数

大腸がんはその名の通り大腸にできる悪性の腫瘍です。一生のうちに男性は11人に1人、女性は13人に1人がかかると言われており、年々増えてきています。

がんで亡くなられる人の中で、男性では3番目に多く女性では1番目に多いのが大腸がんです。

大腸がんの原因と症状

では大腸がんの症状はどういったものがあるでしょう。「何も症状がないから大丈夫！」と油断してはいけません。

どんながんでもそうですが小さい時にはほとんど症状はありません。しかし大きくなってくると様々な症状を引き起こします。

便秘や下痢、またはその両方を繰り返したりなどうんちの出方がおかしくなるだけでなく、便が細くなったり、便に血が混じったり、血の固まったうんちが出たりします。さらにうんちの異常だけでなく、貧血や急に体重が減ることもあります。

早期発見が大事

大腸がんが小さい時には大腸内視鏡で取ること（ポリペクトミーやEMR（内視鏡的粘膜切除術）、ESD（内視鏡的粘膜仮想剥離術）など）もできますが、大きくなると手術が必要になります。

がんが広がってしまうと手術で治すことも難しくなり、そうなると抗がん剤の投与（化学療法）による治療になります。

近年では新しい抗がん剤もいろいろと使えるようになってきましたが、がんが完全に消えることは難しく、**検便などの健診を定期的に受けて症状がでる前に見つけることがとっても大切です。**

みんなで検診を受けましょう!!!

検査《けんさ》のススメ

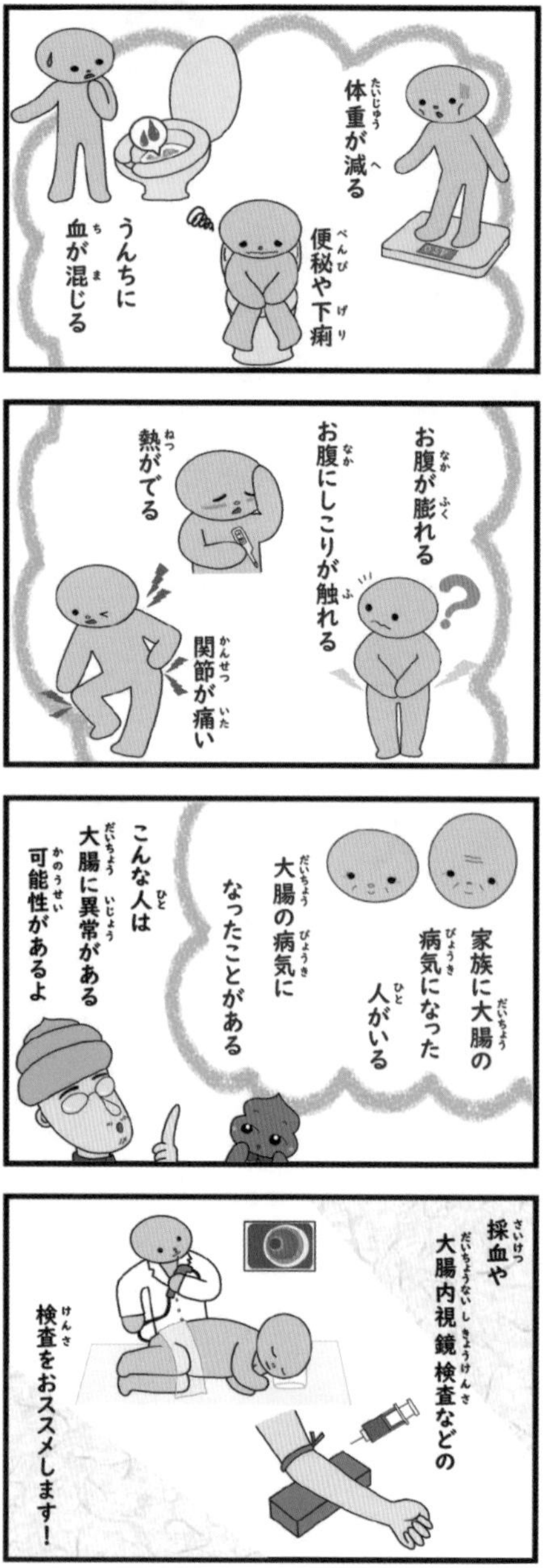

体重《たいじゅう》が減《へ》る
便秘《べんぴ》や下痢《げり》
うんちに血《ち》が混《ま》じる
お腹《なか》が膨《ふく》れる
お腹《なか》にしこりが触《ふ》れる
熱《ねつ》がでる
関節《かんせつ》が痛《いた》い
家族に大腸《だいちょう》の病気《びょうき》になった人《ひと》がいる
大腸《だいちょう》の病気《びょうき》になったことがある
こんな人《ひと》は大腸《だいちょう》に異常《いじょう》がある可能性《かのうせい》があるよ
採血《さいけつ》や大腸内視鏡《だいちょうないしきょう》検査《けんさ》などの
検査《けんさ》をおススメします!

健診と検診

「けんしん」といっても「健診」と「検診」は違います。自身の健康状態を確認し、病気を予防することを目的とするのが健診（健康診断）です。

一方検診とは、特定の病気を発見するために行う検査のことであり、早期に発見し早期に治療を行うことが目的です。代表的なものが「がん検診」です。

大腸がん検診

大腸がんに対する検診は、2日間の便を少量採って便の中に血が混じっていないか調べます（便潜血検査）。陽性になったら精密検査（大腸内視鏡検査）を受けましょう。出血する痔があったとしても、必ず精密検査は必要です。**「痔と思っていたらがんだった」**は少なくないですよ。

毎年便を2日間調べるだけで33％、2年に1度でも13～21％で大腸がんでの死亡率が低下します。

必ず検診を受けましょう

どのくらいの人が検診をうけているかというと、日本では肺がんの検診は5割を少し超えるものの、それ以外は5割に到達していません。一方欧米では検診を受ける人が全体の7～8割ぐらいです。

大腸がんで亡くなる人を少なくするためには、日本でも検診を受ける人をもっともっと増やしていかないといけませんね。何か見つかるかもしれないから怖いと受けない人もいますが、もし症状が出てから見つかると大腸がんは大きくなっているかもしれません。大きいものを治療するより小さいものを治療した方が、身体にも経済的にも軽く済みます。みなさん、検診を必ず受けて下さいね。

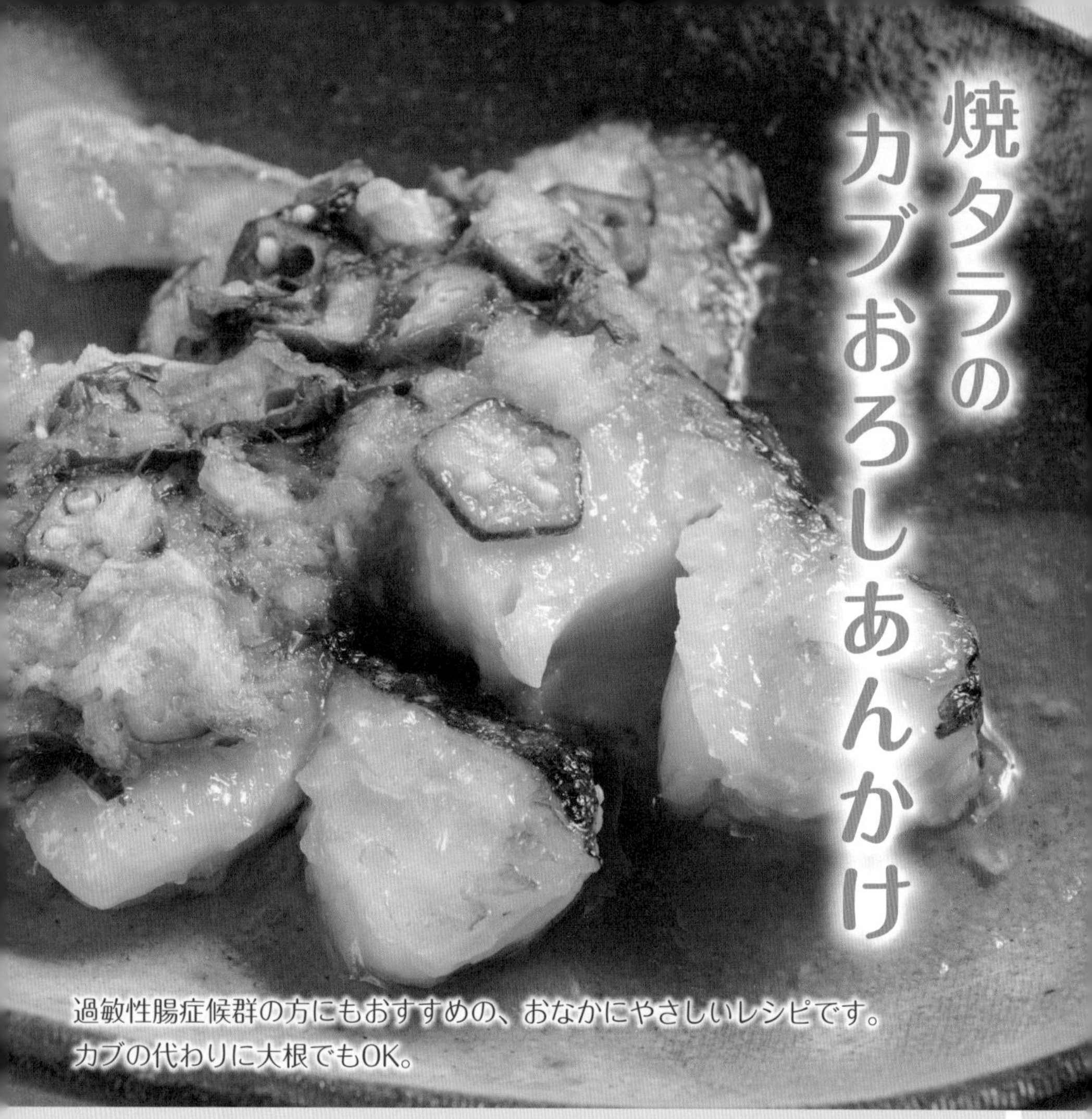

焼タラのカブおろしあんかけ

過敏性腸症候群の方にもおすすめの、おなかにやさしいレシピです。
カブの代わりに大根でもOK。

材料（2人分） 99kcal 0.9g

タラ・・・2切れ（1切れ100gくらい）
カブ・・・70g
オクラ・・・2本
酒・・・小さじ1
塩・・・少々
片栗粉・・・適量

Ⓐ
かつおだし・・・60cc
醤油・・・大1/2
みりん・・・小1

低FODMAPの食事／焼タラのカブおろしあんかけ

❶ タラは塩と酒で下味をつけ、水気を切って片栗粉をまぶして両面を焼き、器に盛る。

❷ カブをすりおろし、軽く絞って汁気をきる。カブの葉はみじん切り、オクラは小口切りにする。

❸ 鍋にⒶを入れ、オクラとカブの葉を入れてひと煮たちしたらすりおろしたカブを加えて煮る。火が通ったら❶のタラにかける。

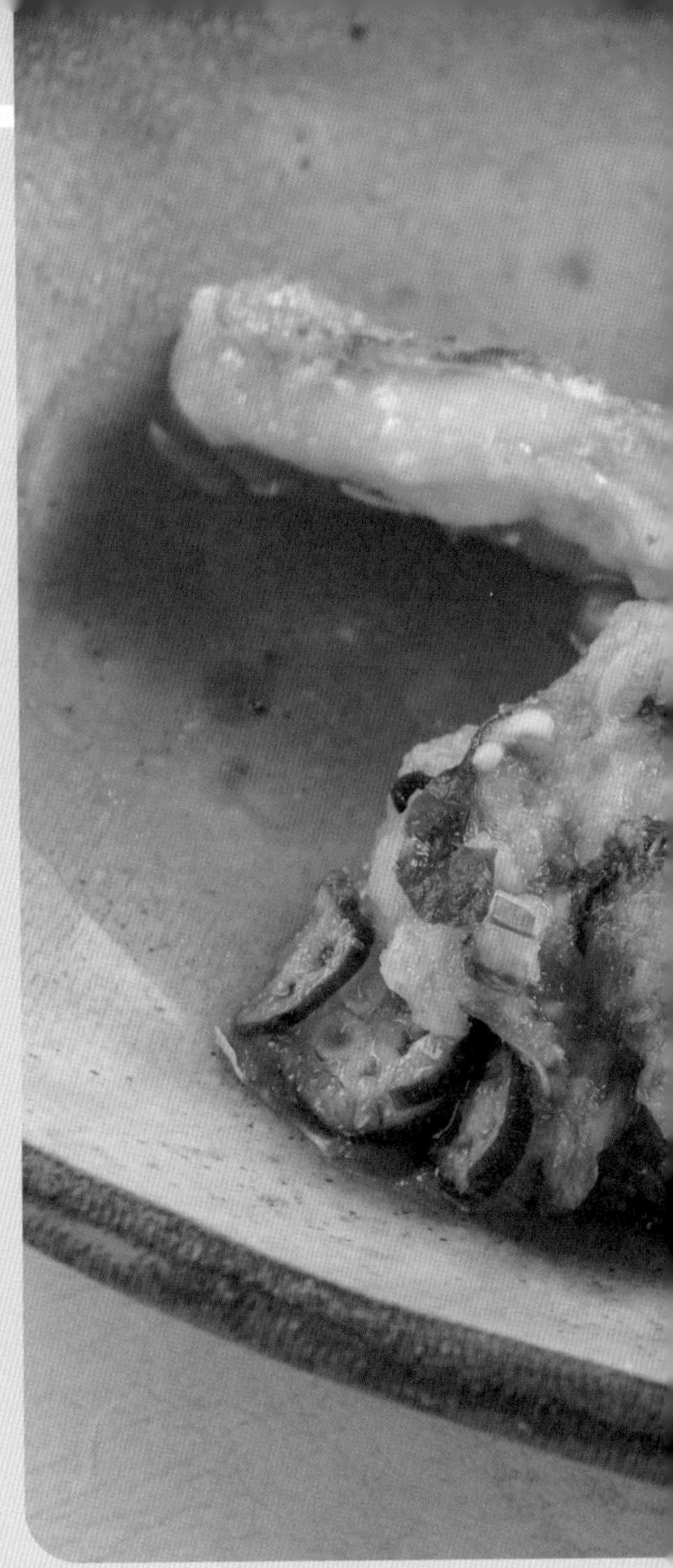

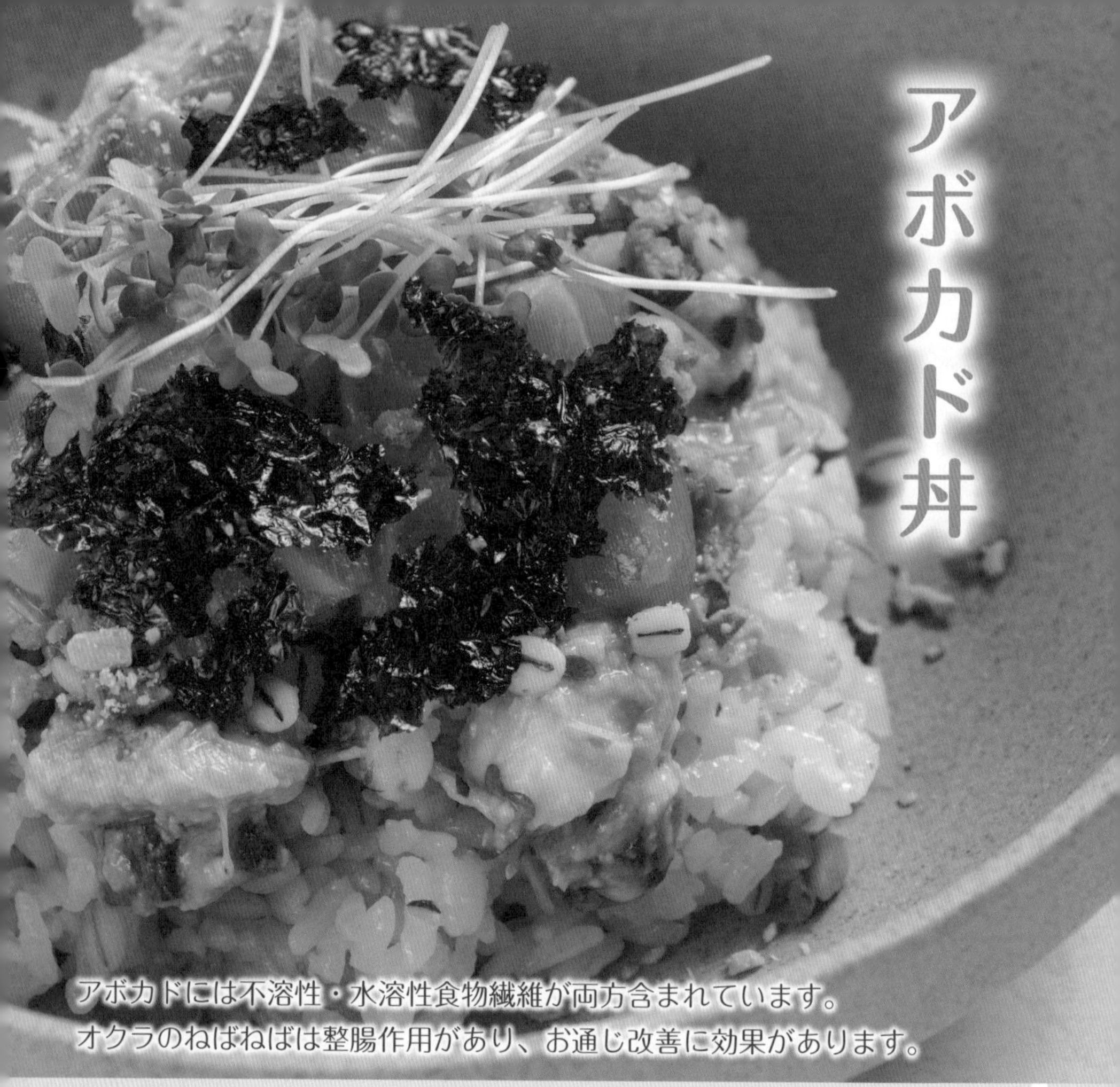

アボカド丼

アボカドには不溶性・水溶性食物繊維が両方含まれています。
オクラのねばねばは整腸作用があり、お通じ改善に効果があります。

材料（2人分） 343kcal 7.2g

サーモン刺身		
アボカド		1個
オクラ		3本
スプラウト		1袋
A	オリーブオイル	大さじ1弱
A	塩こうじ	大さじ1
大豆ミートミックス		一つまみ
アーモンド		2個
韓国のり		

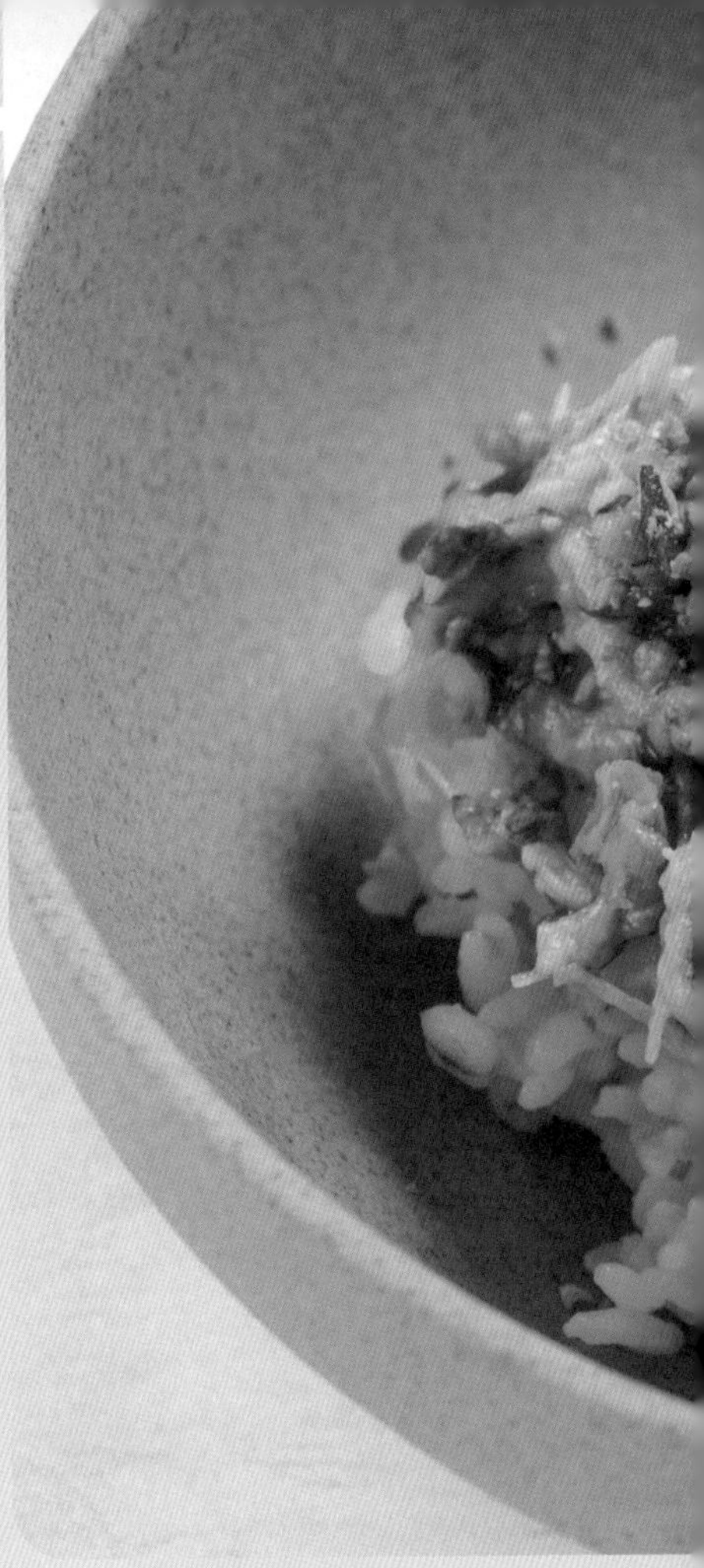

うんちに良い食事／アボガド丼

❶サーモンを一口大に切る。

❷アボカドをサイコロ状に切る。オクラは塩をふり、板ずりをしてへたを取り、3㎜程度の輪切りにする。

❸スプラウト、アボカド、オクラをボウルに入れ、Ⓐを入れて混ぜ合わせる。

❹器にごはんをよそい、❸、❶をのせ、切ったのりをふわっと盛り付ける。

❺砕いたアーモンドと、大豆ミートミックスを一つまみパラリとふりかけて完成。

みそクリームパスタ

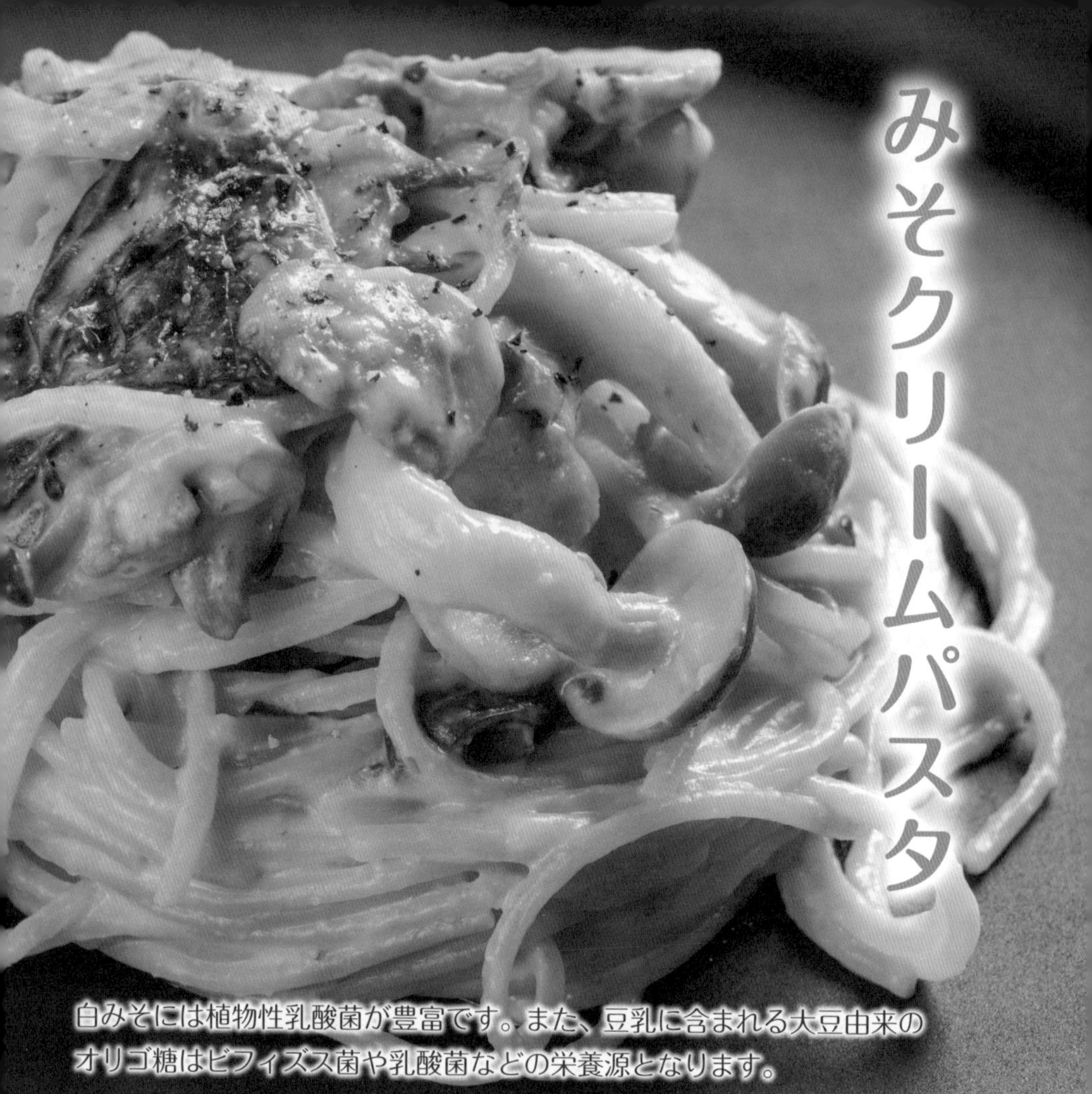

白みそには植物性乳酸菌が豊富です。また、豆乳に含まれる大豆由来のオリゴ糖はビフィズス菌や乳酸菌などの栄養源となります。

材料（4人分） 452kcal 8.1g

	スパゲッティ	400g
	ほうれん草	100g
	しめじ	100g
	マッシュルーム	100g
	白味噌	大さじ2
	豆乳	400ml
A	小麦粉	小さじ4
	塩	小さじ1
	サラダ油	大さじ2

発酵食品を使用した食事／みそクリームパスタ

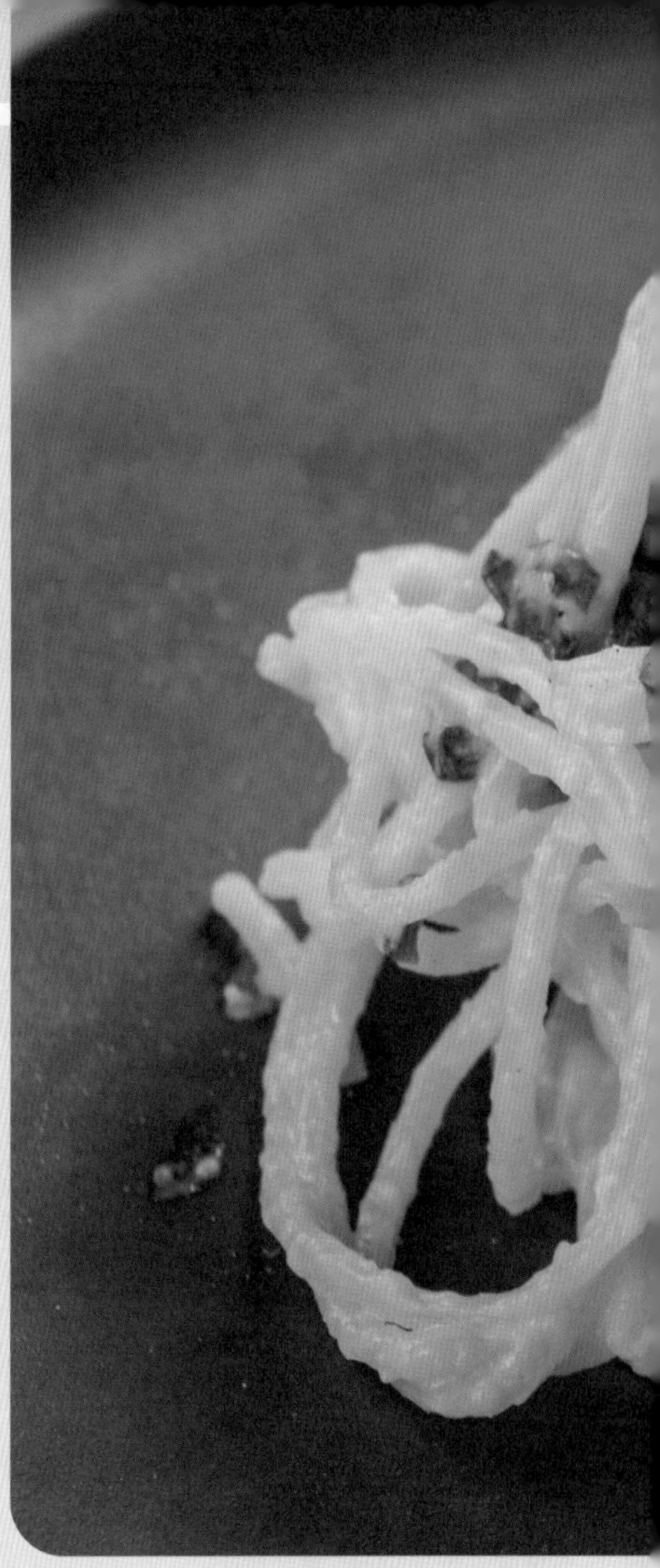

❶ フライパンに白味噌、小麦粉、塩の順に加え練る。中火にかけて豆乳を少量ずつ加えながらかき混ぜて味噌クリームを作る。

❷ たっぷりの湯を沸かし、塩を入れスパゲッティを茹でる。

❸ しめじは小房に分け、マッシュルームは薄切り、ほうれん草は3～4㎝に切っておく。フライパンにサラダ油を熱し、しめじ、マッシュルームを炒め、最後にほうれん草を加えて炒める。全体に油が回ったら❶を加えてかき混ぜながら加熱し、とろりとしたら火を止める。

❹ 茹で上がったスパゲッティを❸に加えソースを絡める。

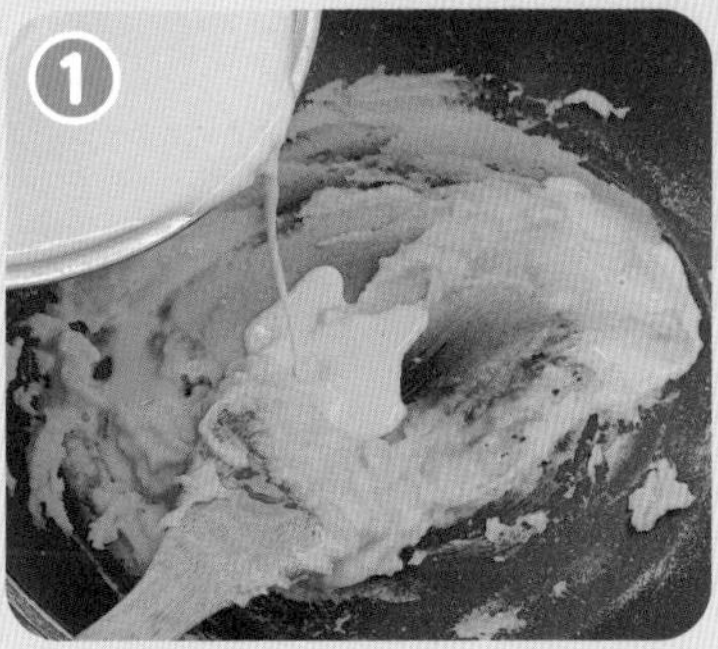

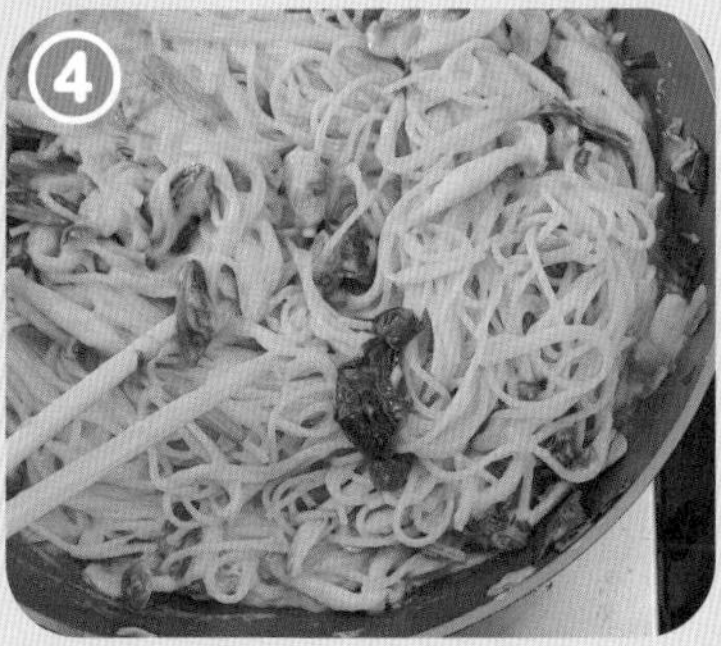

納豆入りキムチ鍋

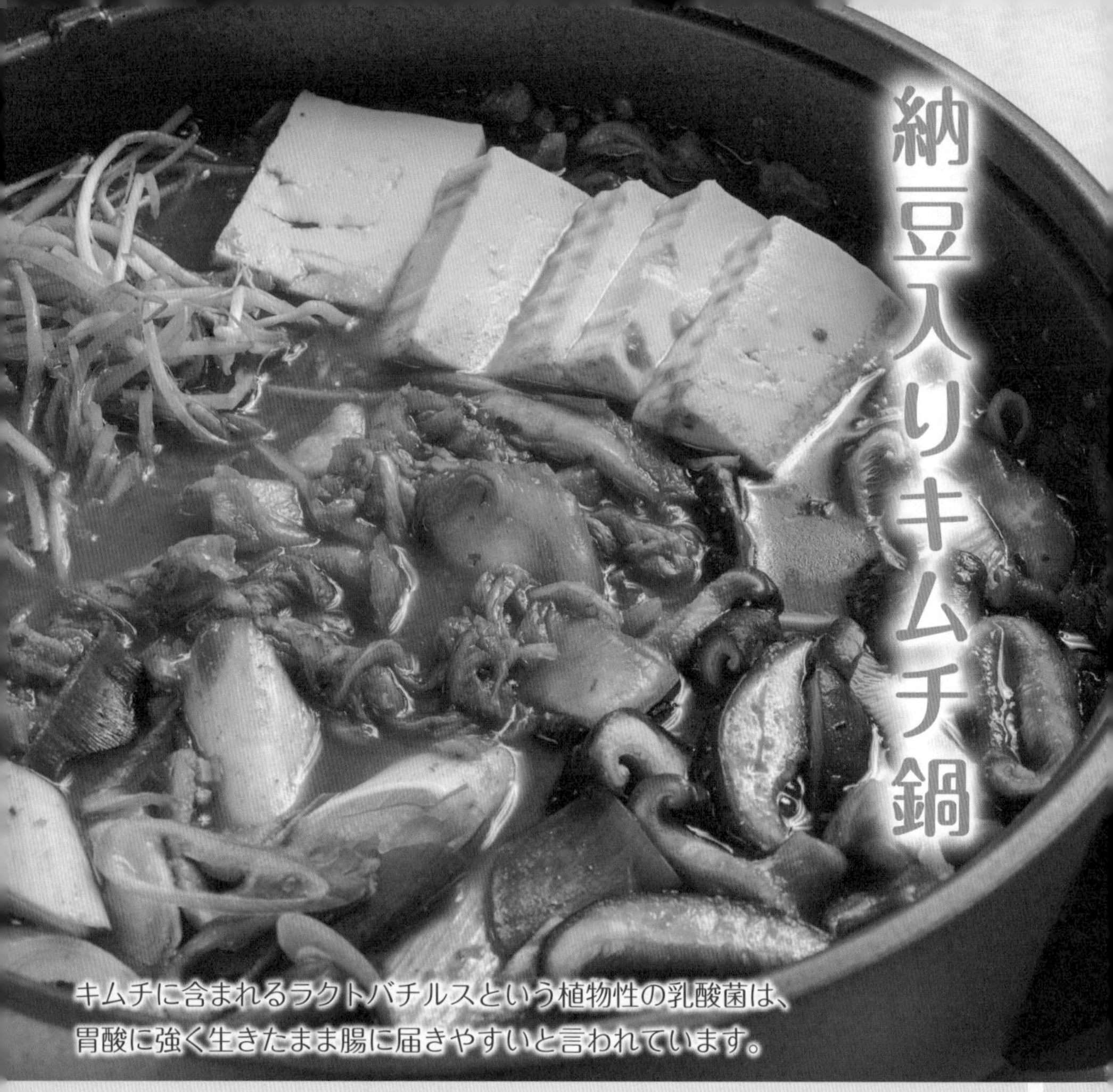

キムチに含まれるラクトバチルスという植物性の乳酸菌は、
胃酸に強く生きたまま腸に届きやすいと言われています。

材料（4人分） ・・・・・・・・・・・・・・・・・・・・・・・・・・・・・ 440kcal 8.9g

豚バラ肉	200g		にんにく	1片
白菜キムチ	400g		白ごま	適量
豆もやし	1袋	Ⓐ	鶏ガラスープ	(水3カップ+顆粒鶏ガラスープの素大さじ1.5)
白ネギ	1本	Ⓐ	味噌	大さじ2
しいたけ	100g	Ⓐ	砂糖	小さじ1/2
木綿豆腐	1丁	Ⓐ	コチュジャン	大さじ2
ひきわり納豆	2パック	Ⓐ	ゴマ油	大さじ1
しょうが	1かけ			

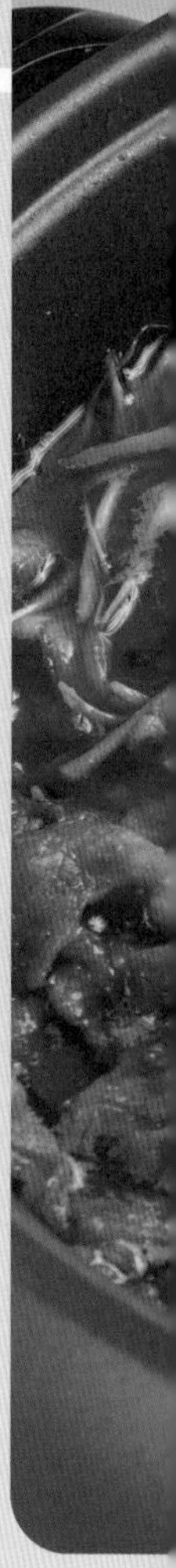

❶ にんにく、しょうがはみじん切りにする。豚バラ肉は食べやすい大きさに切る。白ネギは　斜め切りに、豆腐は一口大に、しいたけは1㎝幅に切る。

❷ ひきわり納豆は付属のたれと混ぜておく。味噌、砂糖、コチュジャンを合わせておく。

❸ 熱した鍋ににんにく、しょうが、ゴマ油を加え炒めて香りを立たせる。

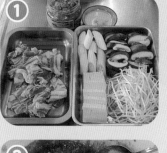

❹ 豚バラ肉を入れ色が変わったら❷を入れ軽く炒める。キムチを半量入れさっと炒め鶏ガラスープを加え、沸騰したらアクを取る。

❺ しいたけ、豆もやし、豆腐を加え3～4分煮込み、残りの白菜キムチを入れ、仕上げに白ゴマを振る。

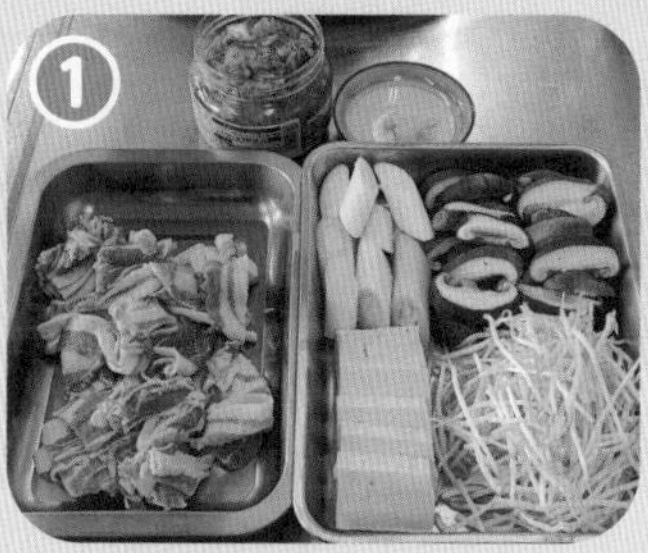

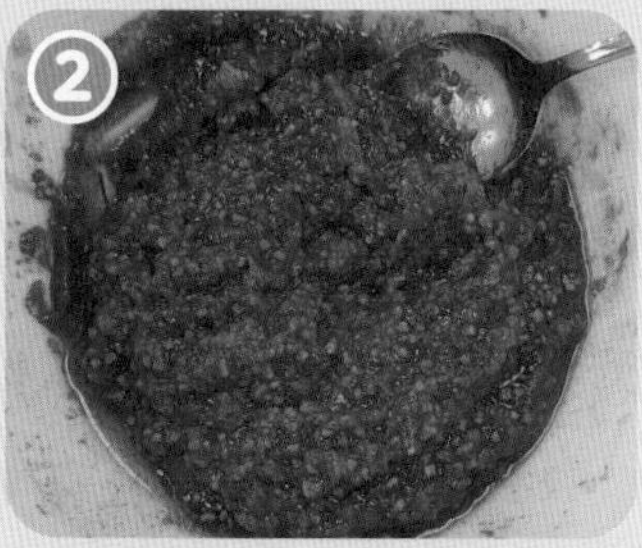

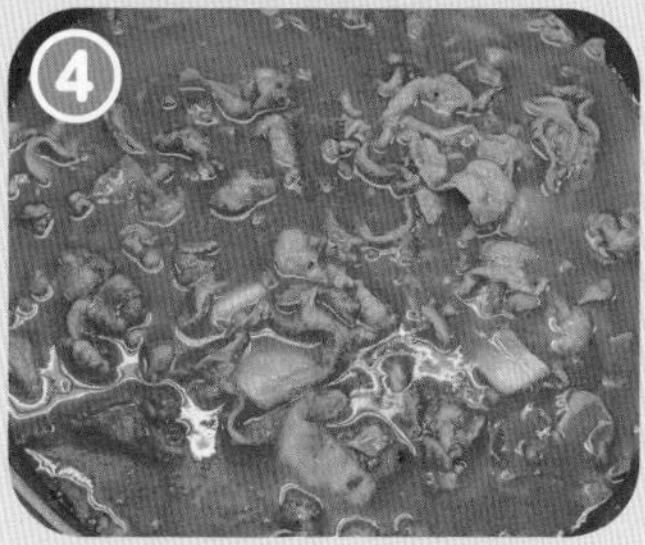

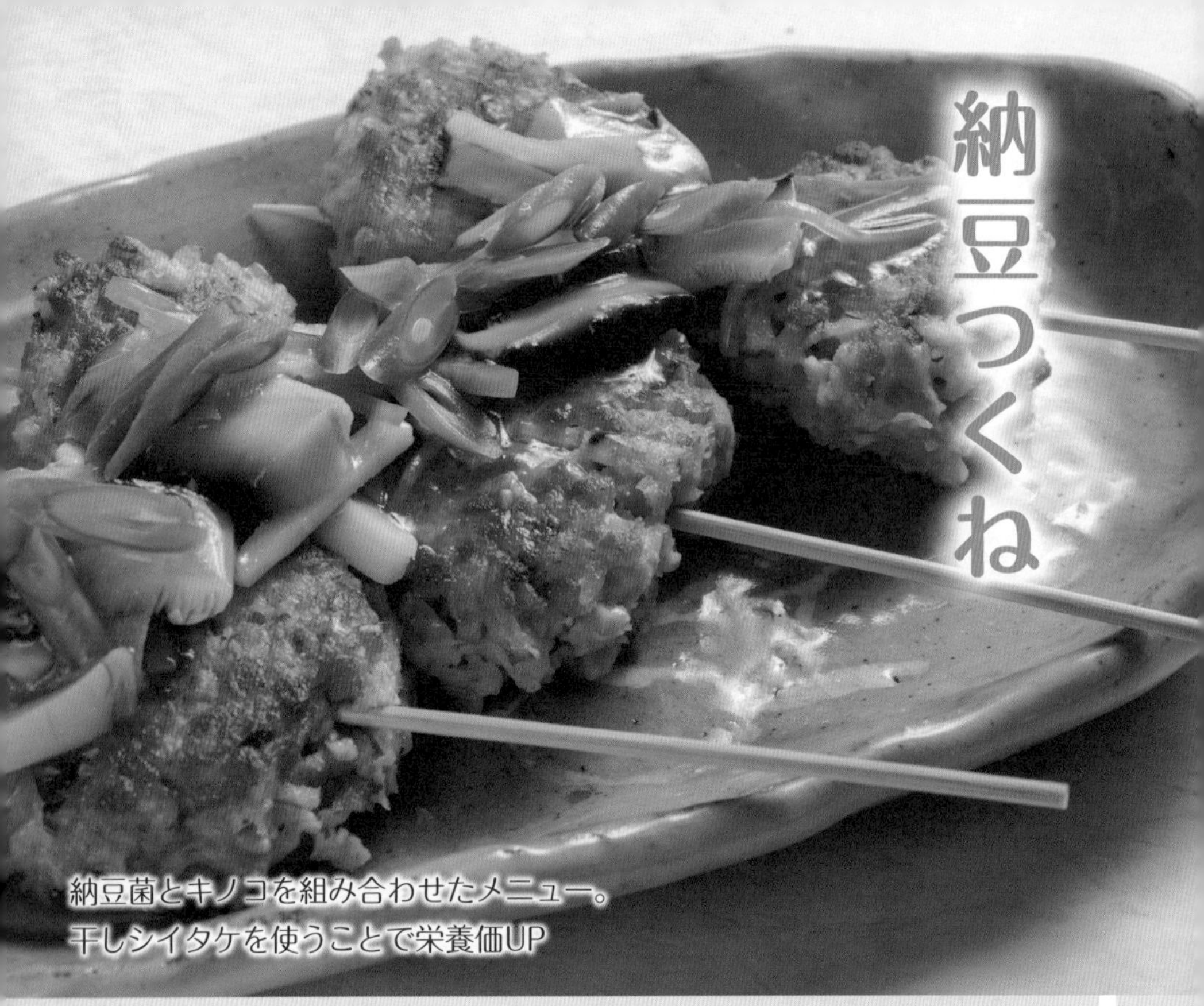

納豆つくね

納豆菌とキノコを組み合わせたメニュー。
干しシイタケを使うことで栄養価UP

材料（4人分） 258kcal 3.1g

	材料	分量
Ⓐ	ひきわり納豆	2パック(100g)
Ⓐ	鶏ミンチ	200g
Ⓐ	卵	2/1個
Ⓐ	パン粉	大さじ3
Ⓐ	牛乳	大さじ1
Ⓐ	ネギみじん切り	20g
Ⓐ	生姜みじん切り	小匙1
Ⓐ	塩こしょう	少々
	サラダ油	大さじ1
	人参	40g
	干ししいたけ	2枚
	ゆでたけのこ	40g
	インゲン	30g
	生姜千切り	1かけ
Ⓑ	干ししいたけの戻し汁	150cc
Ⓑ	水	150cc
Ⓑ	鶏ガラスープの素	大さじ1/2
Ⓑ	砂糖	大さじ1
Ⓑ	みりん	大さじ1
Ⓑ	醤油	大さじ1/2
Ⓑ	塩	小さじ1/2
	ごま油	大さじ1
	水溶き片栗粉	大さじ2
	水	大さじ4

発酵食品を使った免疫機能を高めたい食事／納豆つくね

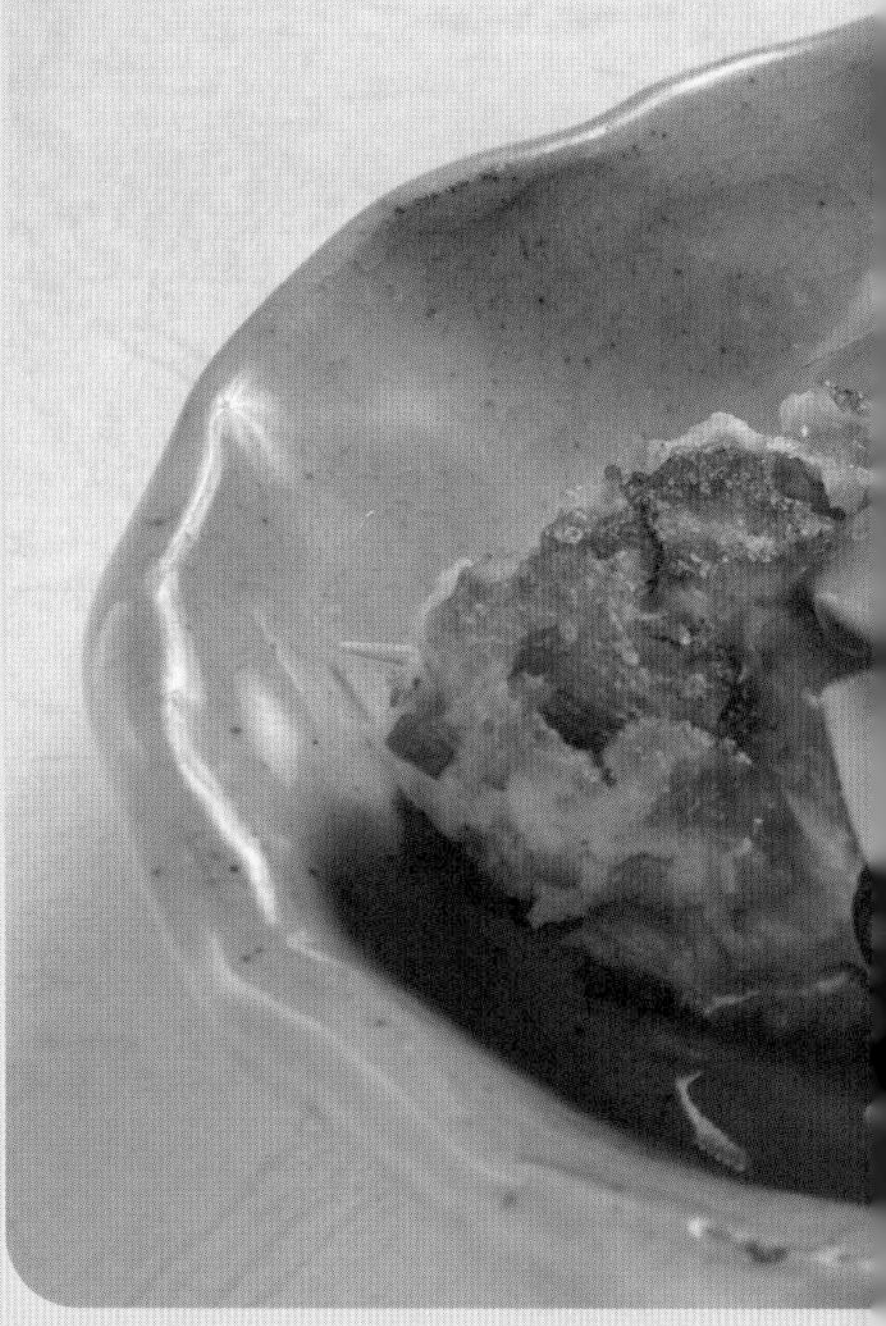

❶ Ⓐをボウルに入れてよく混ぜる。納豆つくねを丸く整え、フライパンにサラダ油大1を中火で熱し両面を焼いて串に刺す。

❷ 干ししいたけをぬるま湯で戻し、軸を除いて薄切りにする。人参・たけのこは千切り、インゲンは茹でて斜め切りにしておく。

❸ 鍋にごま油と生姜を入れて中火にかけ、香りが出たら人参・たけのこ・しいたけを加えて炒める。

❹ Ⓑを加え、ひと煮たちしたら水溶き片栗粉を加えてとろみをつける。器に盛ったつくねにあんをかける。

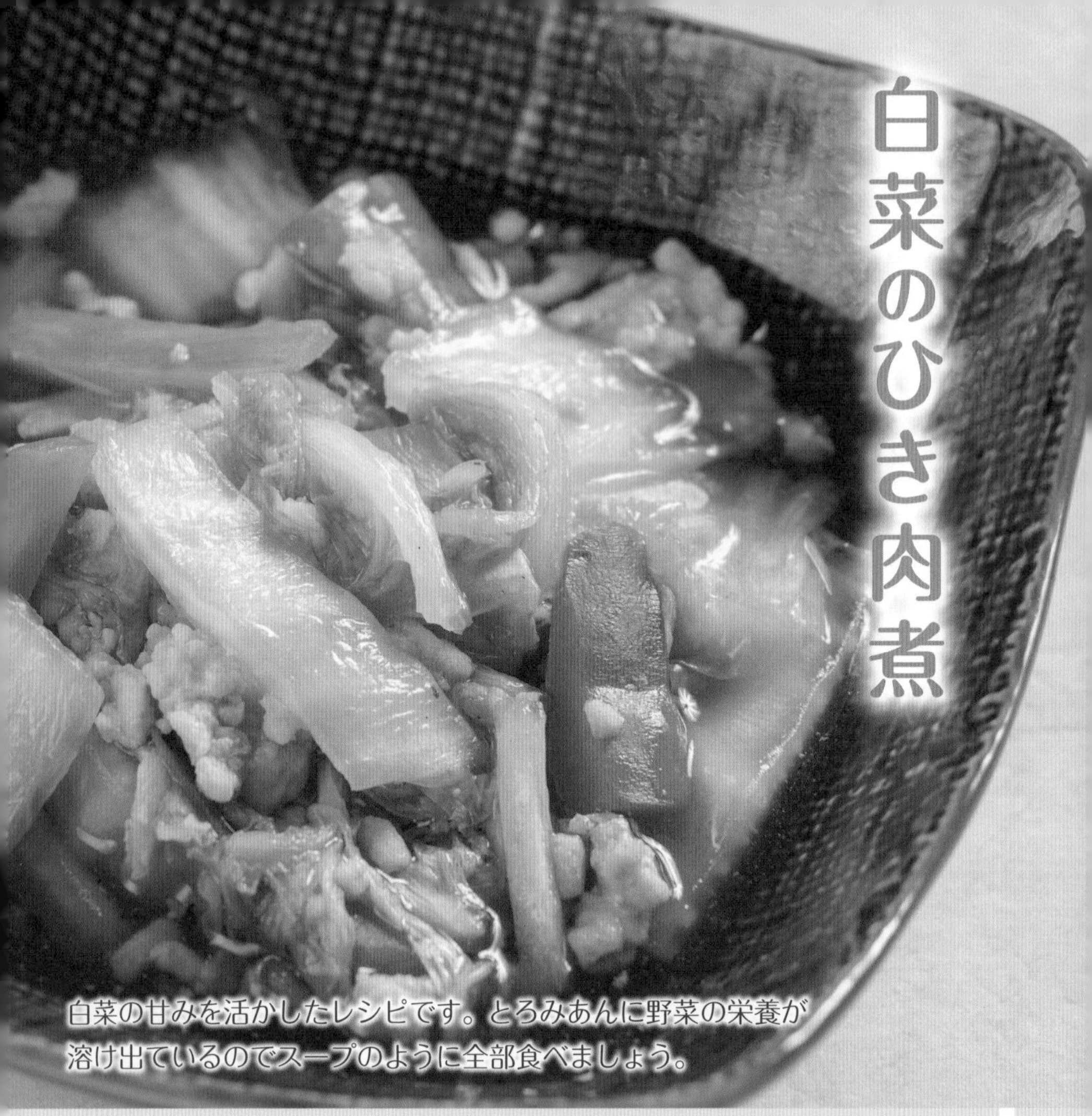

白菜のひき肉煮

白菜の甘みを活かしたレシピです。とろみあんに野菜の栄養が溶け出ているのでスープのように全部食べましょう。

材料（2人分） 58kcal 1.6g

白菜	200g(2枚)
人参	20g
鶏ミンチ	40g
水溶き片栗粉	適量

A		
A	かつおだし	100cc
A	酒	小2
A	醤油	小1
A	塩	少々

低FODMAPの食事（59ページ、参照）／白菜のひき肉煮

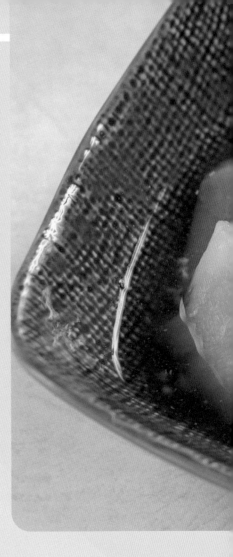

❶ 白菜と人参を短冊切りにする。

❷ 深いフライパンか小鍋で鶏ミンチ、人参、白菜の順に炒める

❸ ❷にⒶを加え、ひと煮たちしたら水溶き片栗粉を加えてとろみをつける。

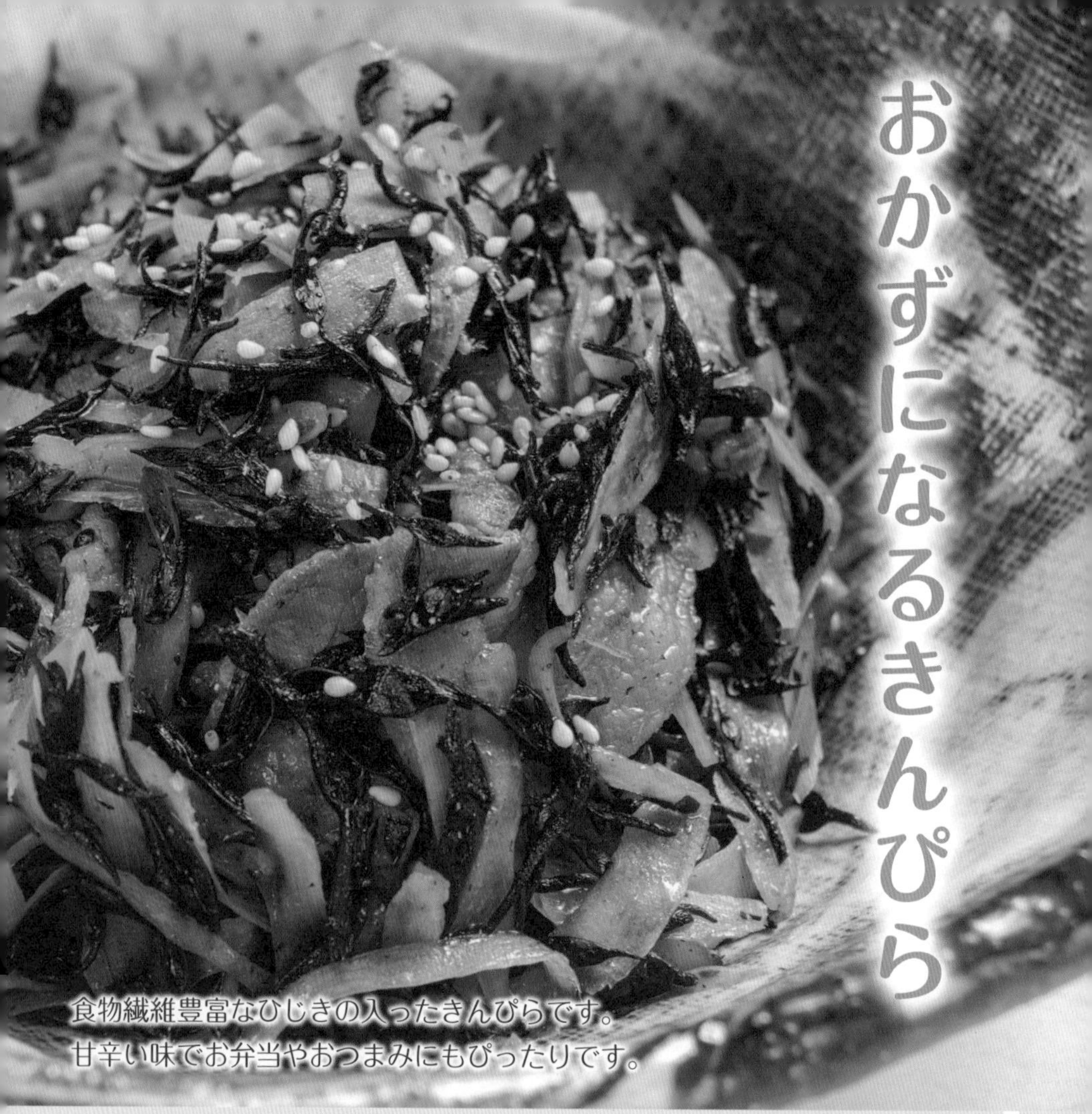

おかずになるきんぴら

食物繊維豊富なひじきの入ったきんぴらです。
甘辛い味でお弁当やおつまみにもぴったりです。

材料（4人分） 263kcal 5.2g

豚バラ肉	200g	サラダ油	大さじ1/2
ごぼう	200g	砂糖	大さじ1と1/2
人参	60g	酒	大さじ2
乾燥ひじき	15g	醤油	大さじ2
白ごま	適量		

うんちに良い食事／おかずになるきんぴら

1. ひじきは水で戻して、ざるにあげて水気を切っておく。フライパンにサラダ油を熱し豚肉を炒める。肉の色が変わったらごぼう、人参、ひじきの順に加えて炒める。
2. 油がなじんだら砂糖を加えて炒め合わせ、酒、醤油も加えて汁気がなくなるまで炒める。
3. 白ごまをふりかける。

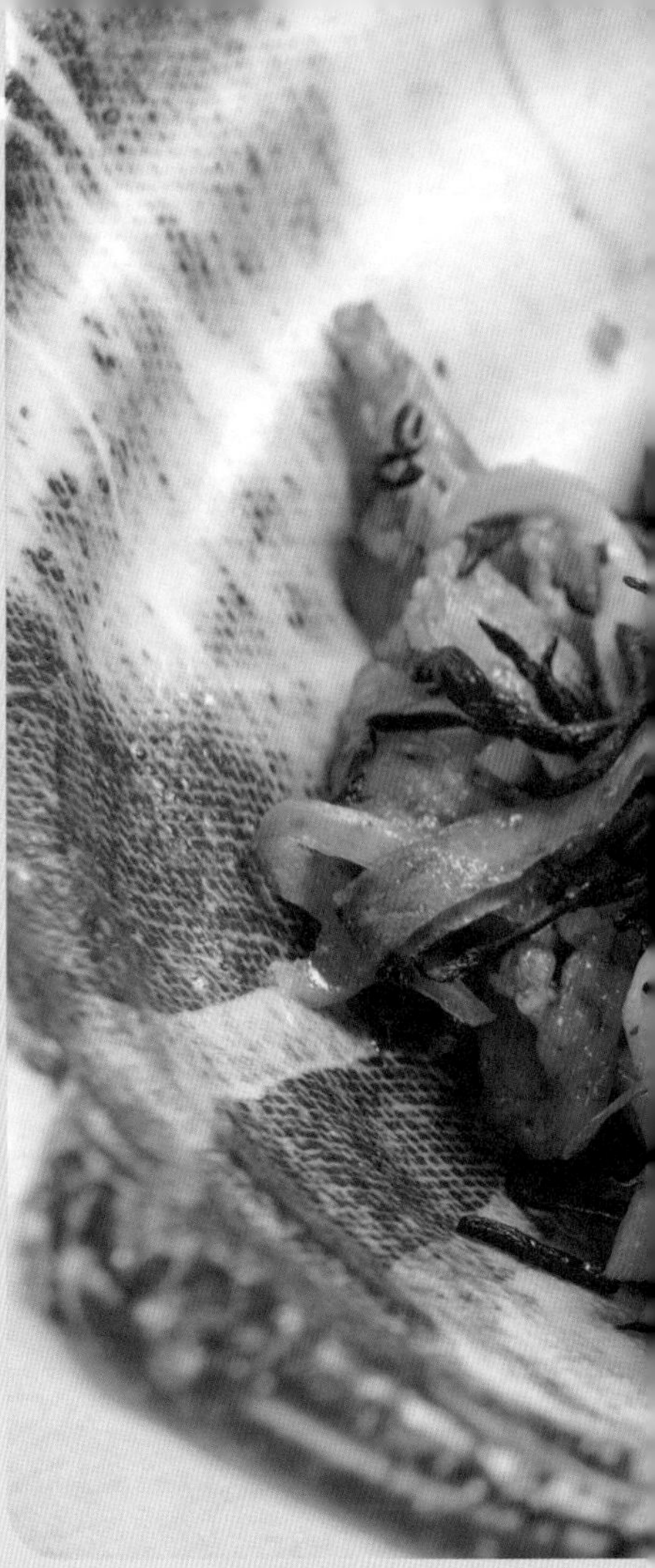

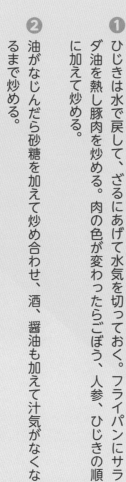

牛肉としらたきの韓国風

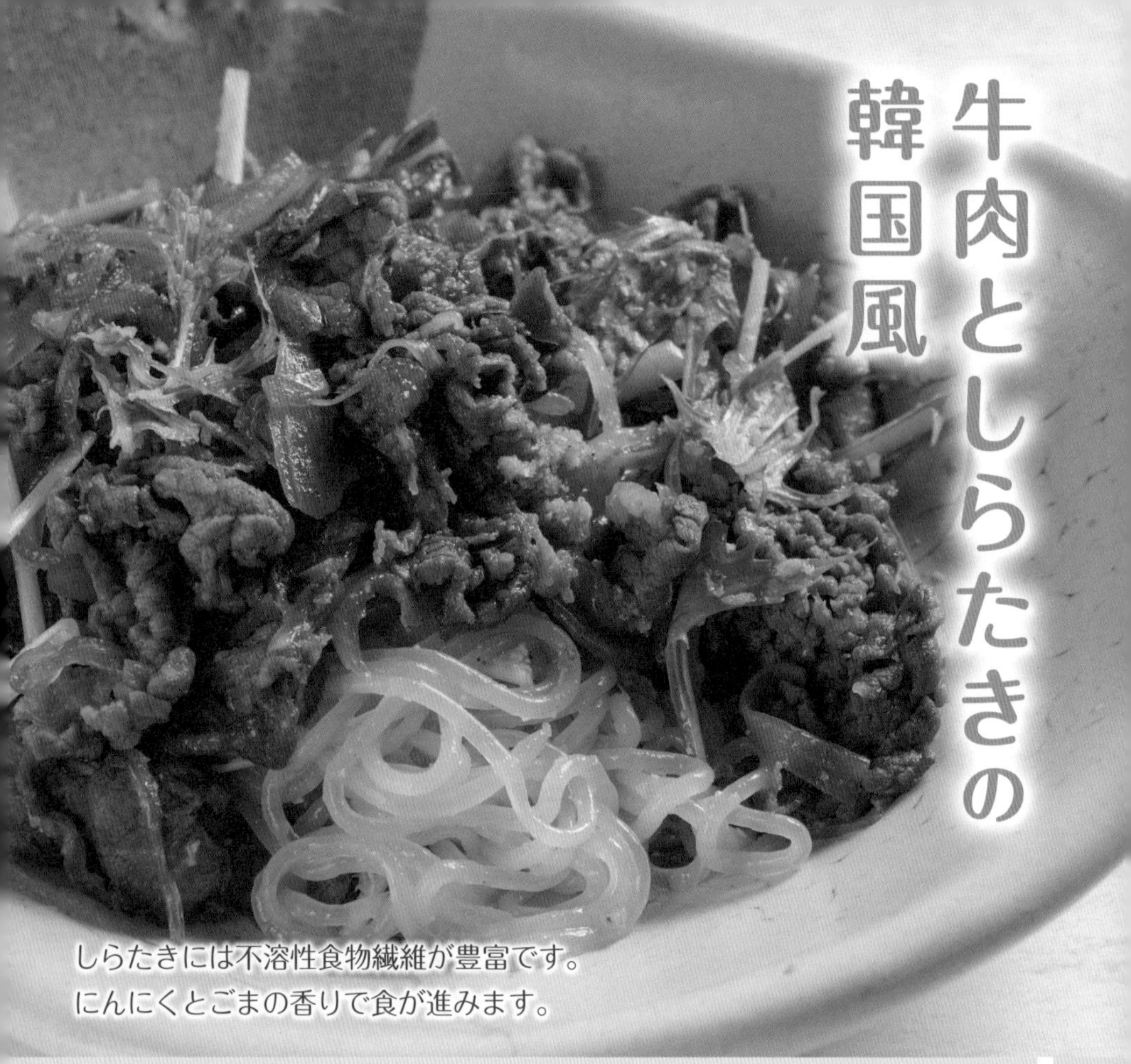

しらたきには不溶性食物繊維が豊富です。
にんにくとごまの香りで食が進みます。

材料（4人分） 263kca 3.8g

牛肉		250g
玉ねぎ		150g
人参		60g
水菜		60g
しらたき		200g
A	醤油	大さじ1
A	砂糖	大さじ1/2
A	にんにく	1かけすりおろし
A	ごま油	小さじ2
B	塩こしょう	少々
B	砂糖	小さじ1
B	ごま油	小さじ2
B	すりおろしにんにく	少々
C	塩こしょう	少々
C	すりおろしにんにく	1かけ
C	白すりごま	大さじ4
C	ごま油	大さじ1
サラダ油		少々

うんちに良い食事／牛肉としらたきの韓国風

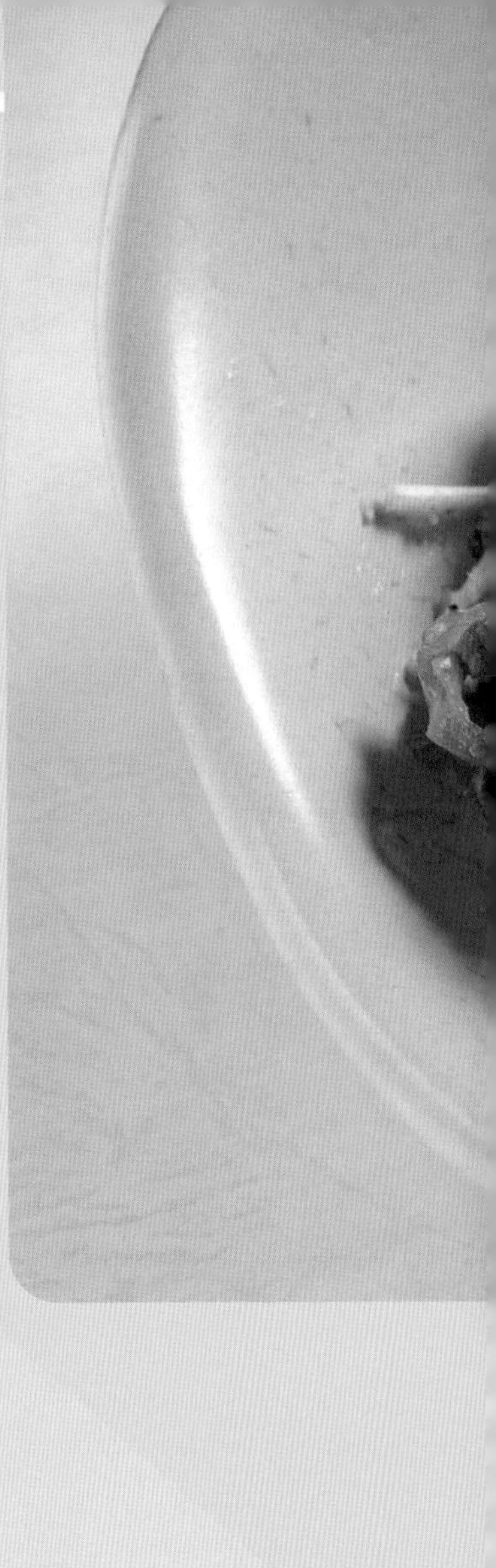

❶ ⒶⒷⒸをそれぞれ小さいボウルに入れて混ぜ合わせておく。

❷ したらきは茹でてあく抜きをし、食べやすい大きさに切っておく。玉ねぎと人参を5ミリ幅の細切り、水菜を3センチに切っておく。牛肉にⒶの下味をもみ込んでおく。

❸ しらたきを大きめのボウルに入れⒷを加えて和える。

❹ フライパンにサラダ油少々を熱し玉ねぎ・人参を炒めて塩こしょう少々をし❸のボウルに加える。

❺ フライパンにサラダ油を少し足し、牛肉を炒めて❸のボウルに加える。

❻ ボウルにⒸと水菜を加えて和え、皿に盛る。

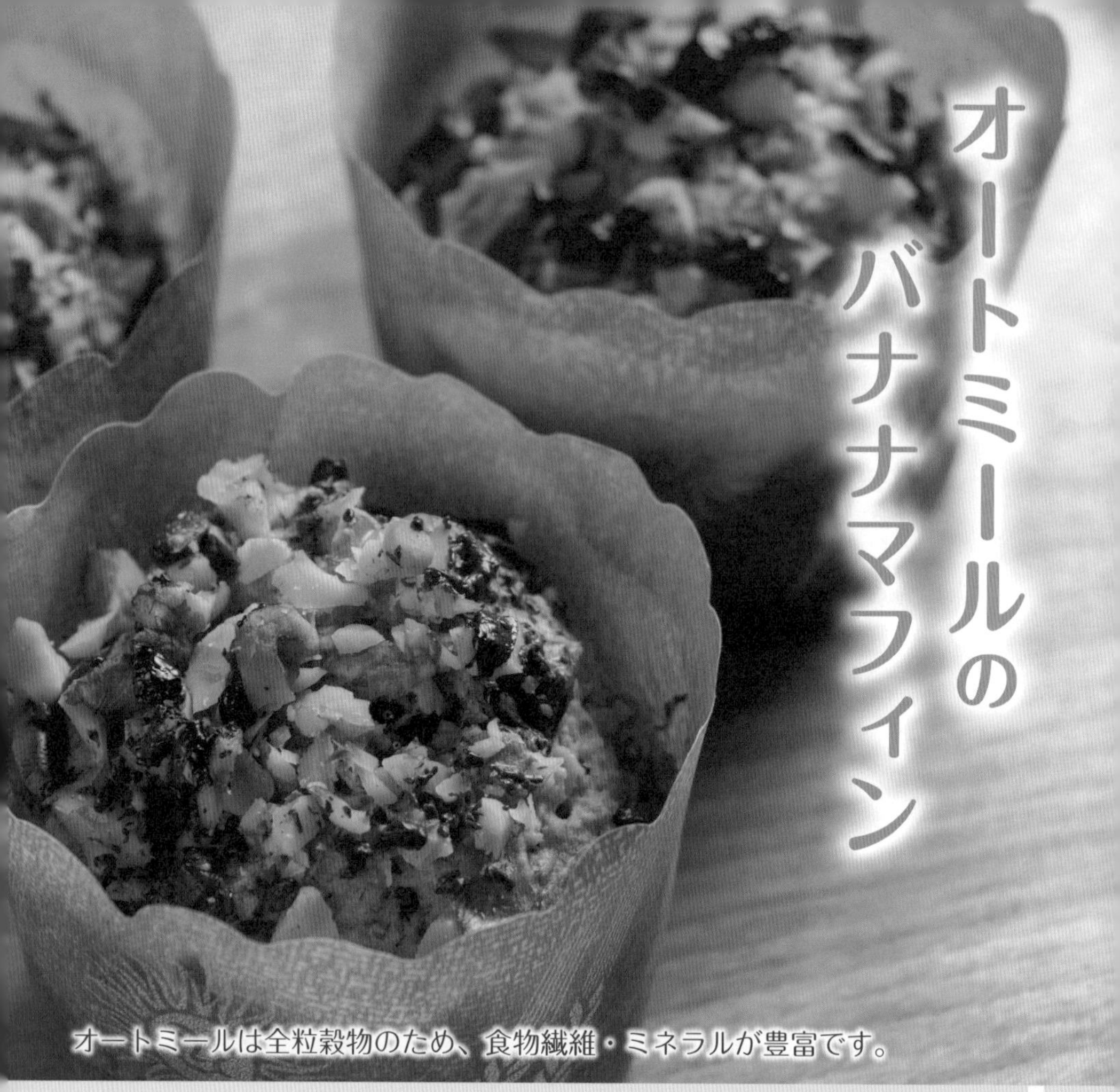

オートミールのバナナマフィン

オートミールは全粒穀物のため、食物繊維・ミネラルが豊富です。

材料（1個当たり） …… **167kcal　1.84g**

- オートミール …… 160g
- バナナ …… 1本
- Ⓐ
  - 卵 …… 1個
  - ベーキングパウダー …… 小さじ2
  - 豆乳 …… 50g
  - はちみつ …… 大さじ3
  - オリーブオイル …… 50g
- くるみ（お好みで） …… 20g
- 板チョコ（荒めに刻む） …… 20g
- マフィンカップ …… 10個

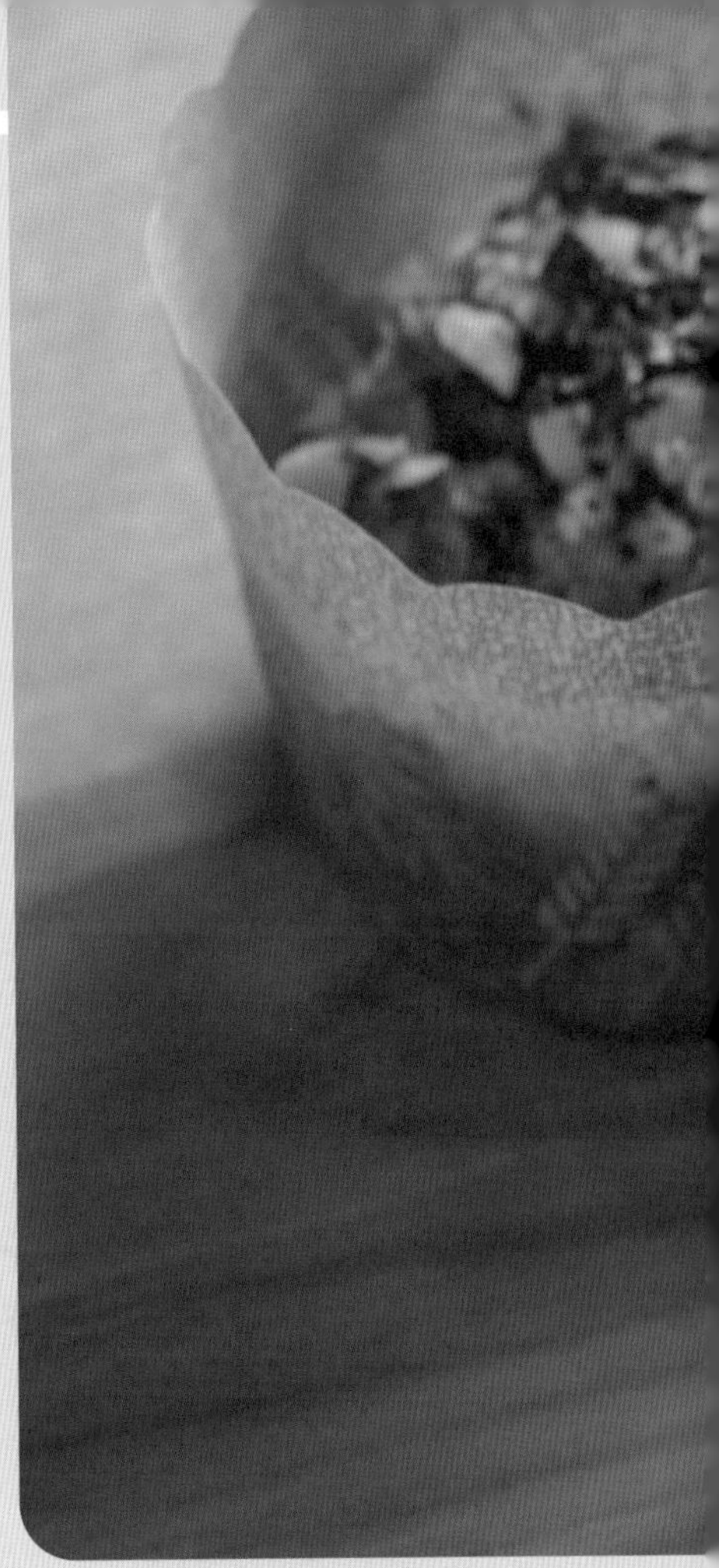

❶ オートミールをボウルに入れて、フードプロセッサーで粉砕する。

❷ ❶にⒶを加え混ぜ合わせる。

❸ くるみと刻んだ板チョコを加えて、マフィンカップの8分目くらいまで入れる。

❹ オーブンを180℃に余熱して25分程度焼いて完成。

野菜嫌いな子供が食べられるメニュー／オートミールのバナナマフィン

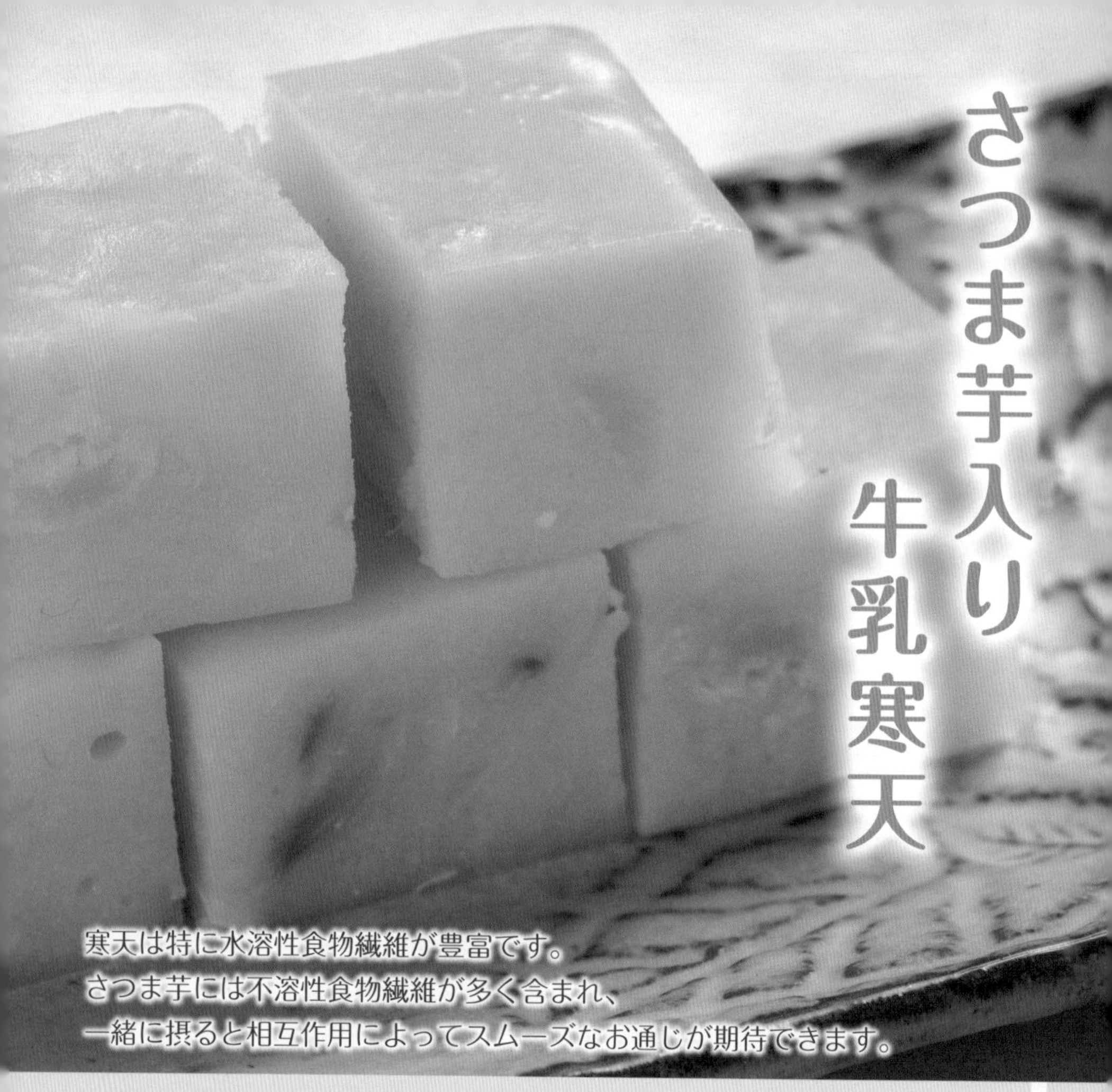

さつま芋入り牛乳寒天

寒天は特に水溶性食物繊維が豊富です。
さつま芋には不溶性食物繊維が多く含まれ、
一緒に摂ると相互作用によってスムーズなお通じが期待できます。

材料（2人分） ・・・・・・・・・・・・・・・・・・・・・・・・・・・・・ 237kcal 3.6g

さつま芋	中1本(200gくらい)	水	150cc
牛乳	60ml	砂糖	大さじ5
粉寒天	4g		

食物繊維が豊富なデザート／さつま芋入り牛乳寒天

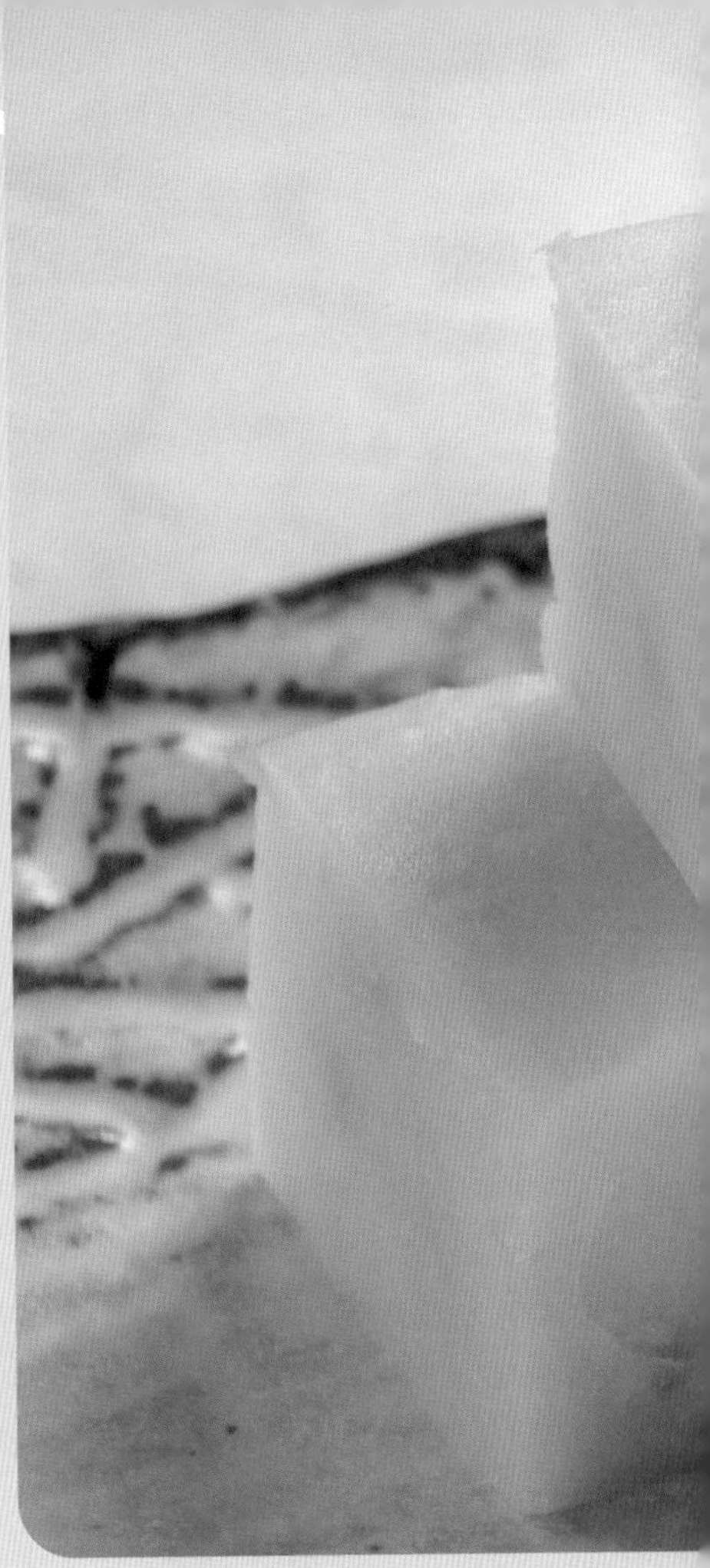

① さつま芋を切って耐熱容器に入れレンジで加熱する。

② 柔らかくなったさつま芋の皮をむき、マッシャーでつぶす。

③ さつま芋に砂糖と牛乳を加え滑らかになるまで混ぜる。

④ 水と粉寒天を火にかけてかき混ぜながら沸騰させる。沸騰したら火を弱め1分ほどで火を止める。

⑤ さつま芋のペーストと沸かした寒天を早急に混ぜ合わせ型に入れる。

⑥ 冷え固まったら一口大に切る。

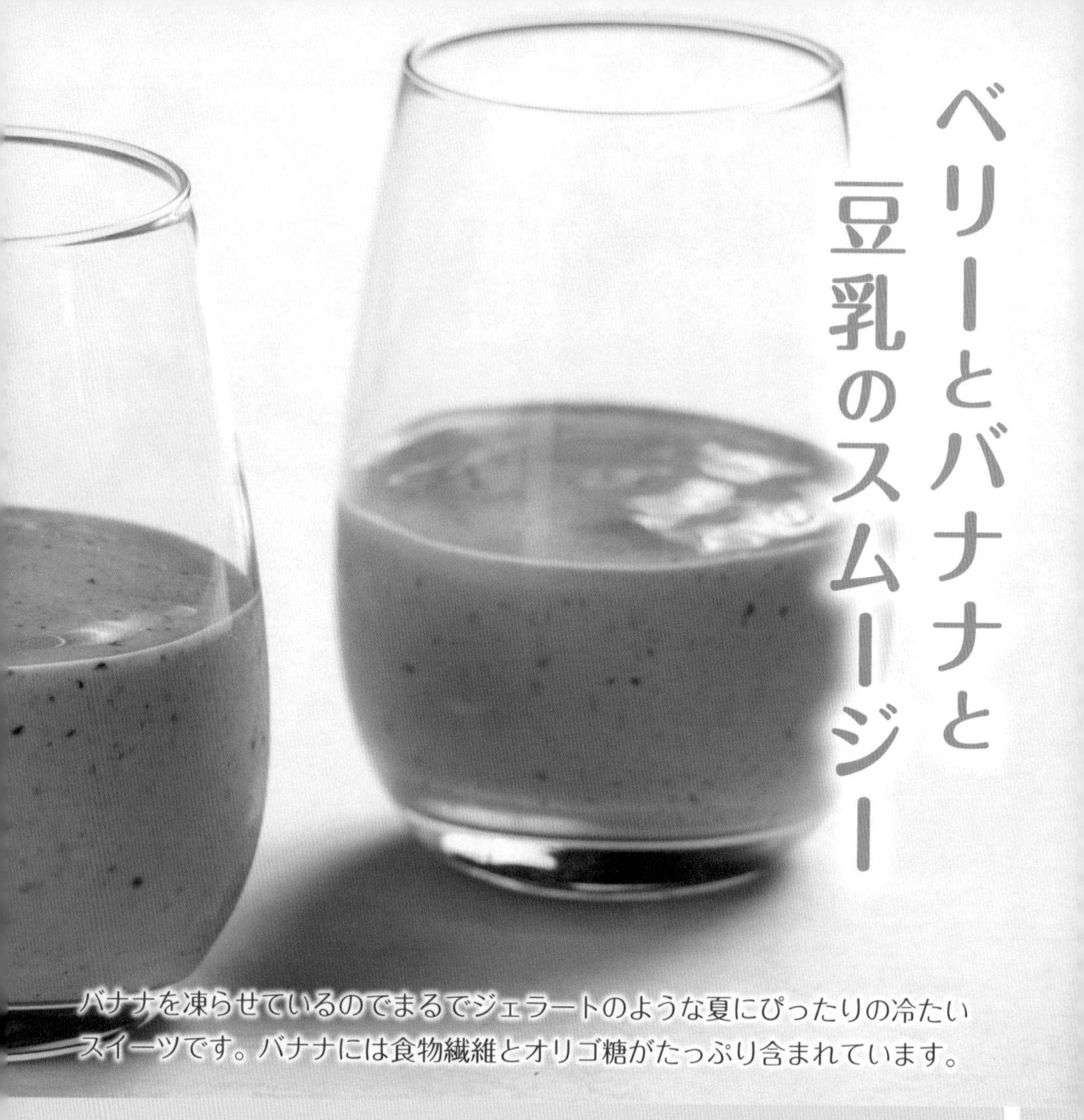

ベリーとバナナと豆乳のスムージー

バナナを凍らせているのでまるでジェラートのような夏にぴったりの冷たいスイーツです。バナナには食物繊維とオリゴ糖がたっぷり含まれています。

材料（2人分） ・・・・・・・・・・・・・・・・・・・・・・・・・・・・・ 136kcal 2.5g

冷凍ミックスベリー・・・・・・・ 100g
バナナ・・・・・・・・・・・・・・・ 100g
プレーンヨーグルト・・・・・・・ 100g
豆乳・・・・・・・・・・・・・・・・・ 100cc
はちみつ・・・・・・・・・・・・・・ 小さじ1

野菜嫌いな子供が食べられるメニュー／ベリーとバナナと豆乳のスムージー

❶ バナナ1本を4～5等分にカットして冷凍しておく。

❷ バナナ、ミックスベリー、ヨーグルト、豆乳、はちみつをミキサーに入れ攪拌します。

❸ グラスに注ぎます。

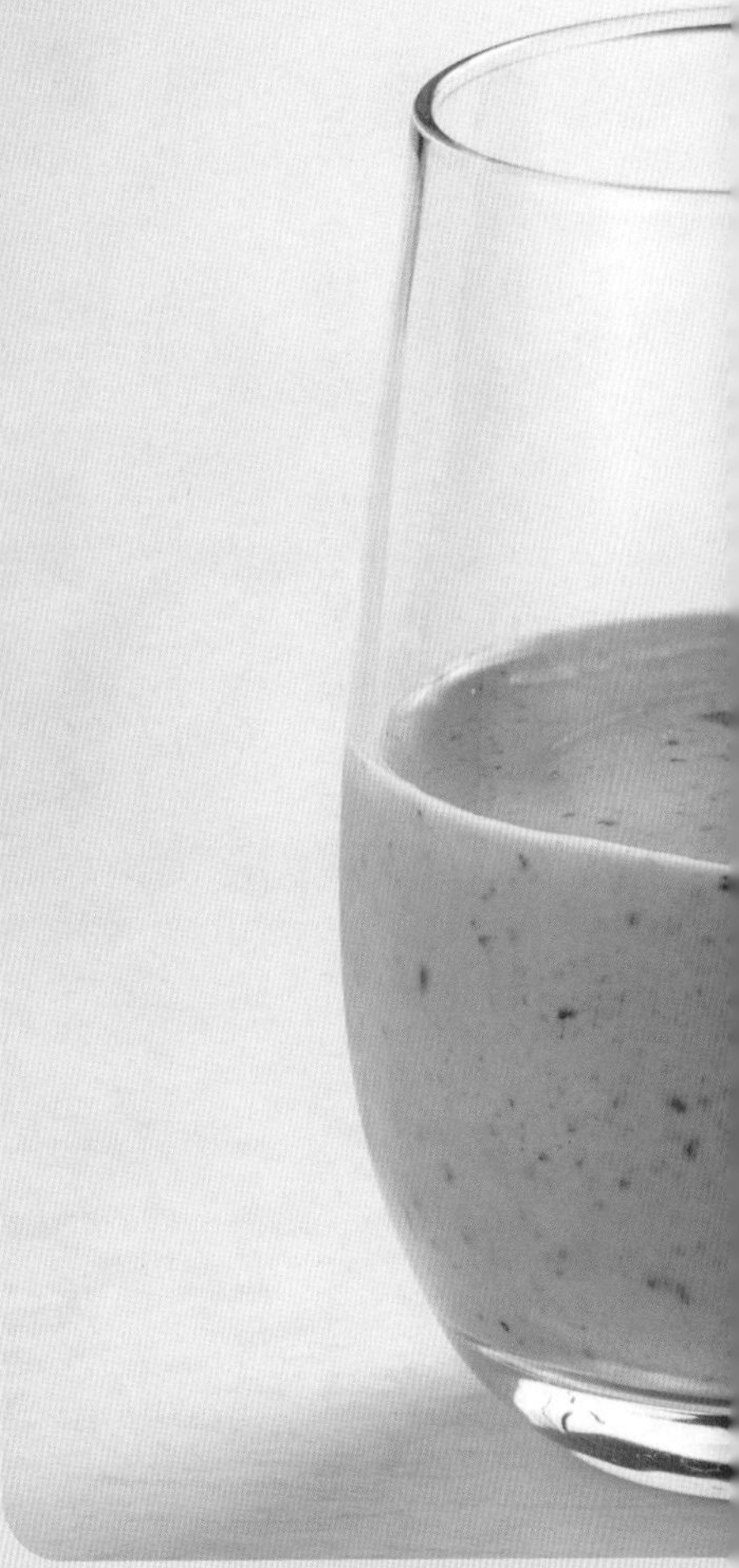

あとがき

どうでしたか、みなさん。4コマ漫画を通してうんちのことを分かってもらえたでしょうか?

昔は「うんちなんて出てればいい」「たかが便秘、死にはしない」などと軽くみられがちでしたが、最近では「腸活」「脳腸相関」などうんちにかかわる本も増えてきて、腸の健康が自分の健康につながることが広まってきました。しかし良いうんちとはどういったものなのかをまだまだ知らない人も多く、1人で悩んでいる人も多いと思います。地域や小学校での講演を繰り返し行えば行うほど、もっともっとうんちのことを広めていくべきだと思いました。そう感じていたところ、この本の製作の話を頂きました。この話を考えた時、頭に浮かんだのが4コマ漫画でした。以前よりチームPOOPの一員で事務をしている中間千穂さんが4コマ漫画やイラストを描いてくれており、それを使ってうんちのことを分かりやすく説明できると思ったのです。本人に話したところ快諾してくれたので、本の製作を決心しま

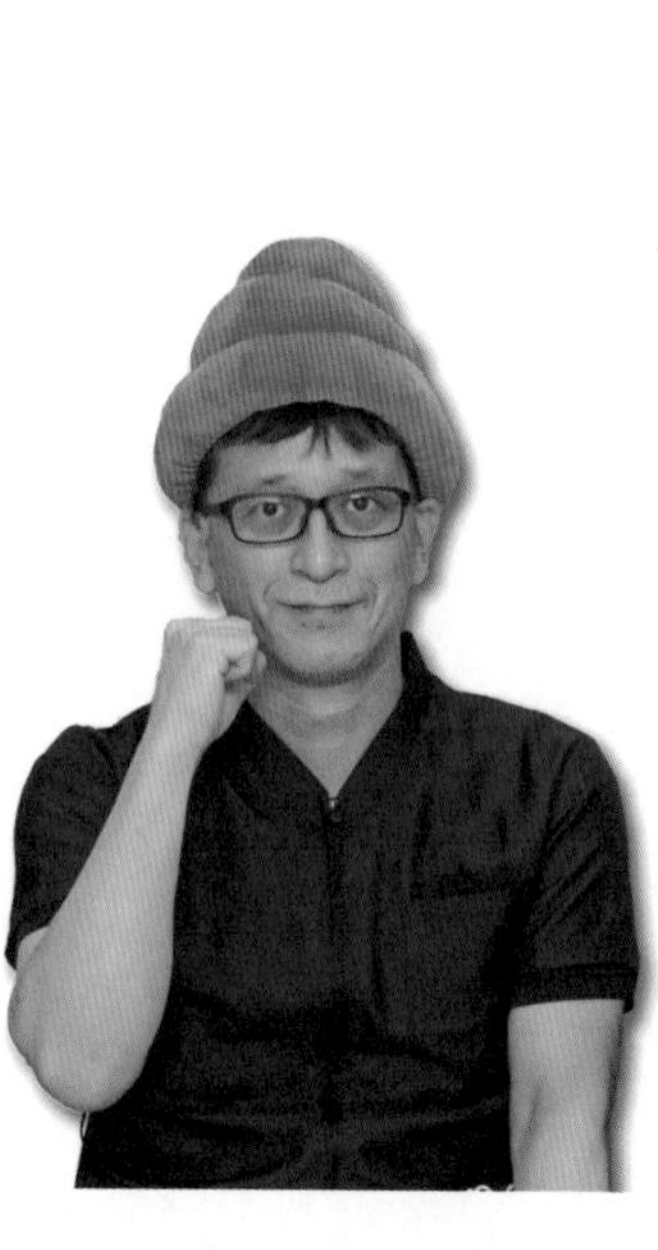

した。うんちのことをまとめようと思ったら、体操や食事のことも必要です。リハビリのスタッフに話したところ体操のメニューを考えてくれ、食事に関してはレシピのメニューを栄養科のスタッフをメインとして多数考えてくれました。レシピの写真は、チームPOOPのメンバーが休日に10人以上集まってくれて撮れたものです。また文章の校正を中塚院長、先本副院長と石川医師に協力して頂きました。この場をお借りしてPOOPのメンバーと協力していただいた先生たちそして出版社の方々に感謝の意を伝えたいと思います。本当にありがとうございました。

　そしてみなさんが良いうんちを出すためには本当にうんちのことを知るべきです。この本がうんちのことを理解するのに少しでも役立ってくれたら幸いです。

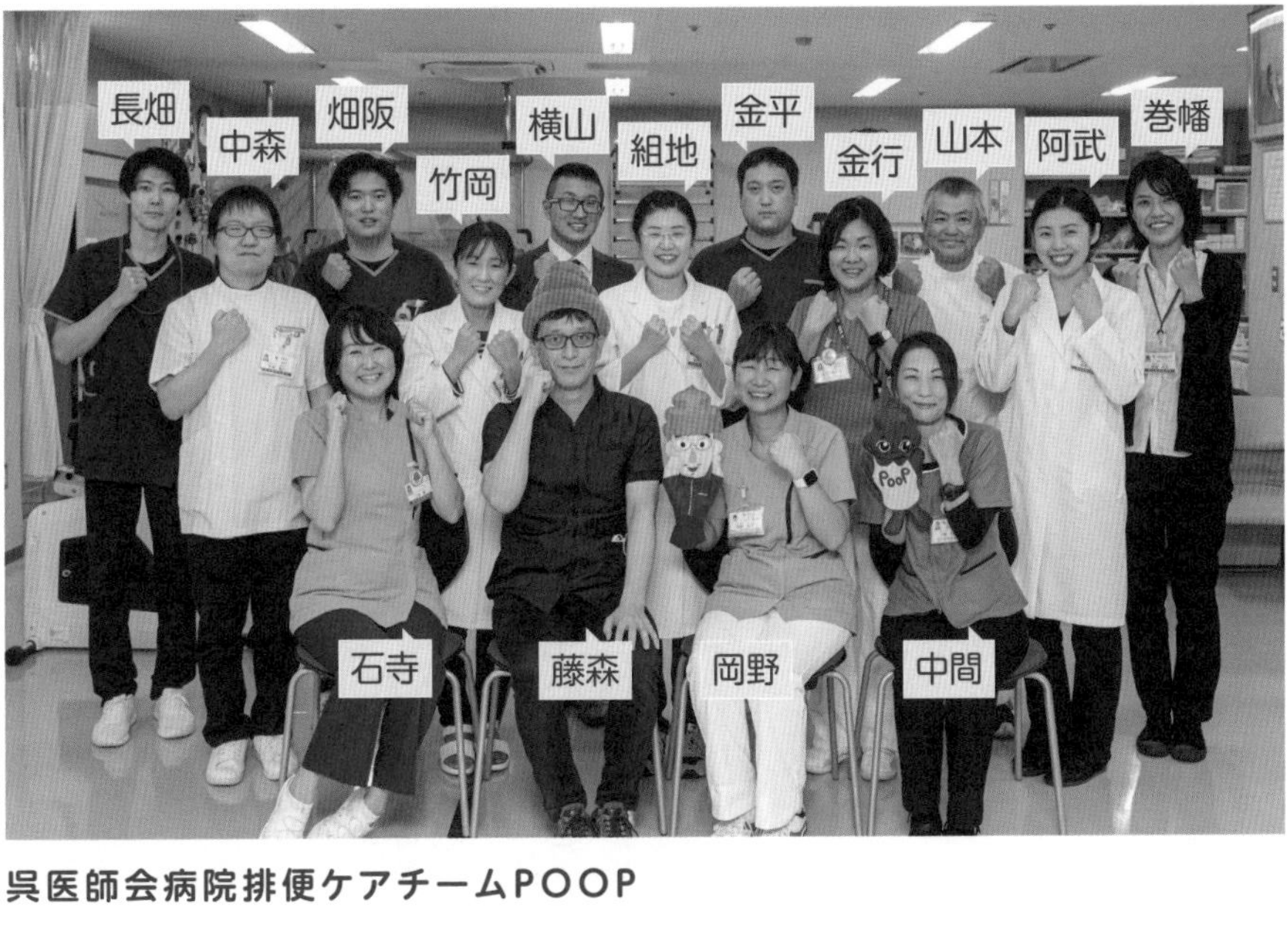
長畑
中森
畑阪
竹岡
横山
組地
金平
金行
山本
阿武
巻幡
石寺
藤森
岡野
中間

呉医師会病院排便ケアチームPOOP

藤森 正彦
ふじもり・まさひこ

大腸・肛門外科医。

2006年より呉市医師会病院に勤務し、2018年より多職種で排便ケアチーム「POOP」を立ち上げ、地域で排便についての啓発を行っている。

1995年徳島大学医学部卒業。

広島大学病院、JA尾道総合病院、因島医師会病院などを経て呉市医師会病院に勤務中。

■マンガ、イラスト／中間 千穂
■装丁／クリエイティブ・コンセプト
■本文デザイン／濵先 貴之
■編集／石原 倖矢

腸、いい感じ

二〇二三年四月二五日　初版第一刷発行

著　者　呉市医師会病院 排便ケアチーム
　　　　POOP 代表 藤森 正彦（大腸・肛門外科医）
発行者　西元 俊典
発行所　有限会社　南々社
　　　　広島市東区山根町二七-二　〒七三二-〇〇四八
　　　　電　話　〇八二-二六一-八二四三
　　　　FAX　〇八二-二六一-八六四七
印刷製本所　株式会社 シナノ パブリッシングプレス

※定価はカバーに表示してあります。
落丁・乱丁本は送料小社負担でお取替えいたします。

小社宛お送りください。


ISBN978-4-86489-158-5